歯科がかかわる
地域包括ケアシステム入門

市川哲雄　白山靖彦 編

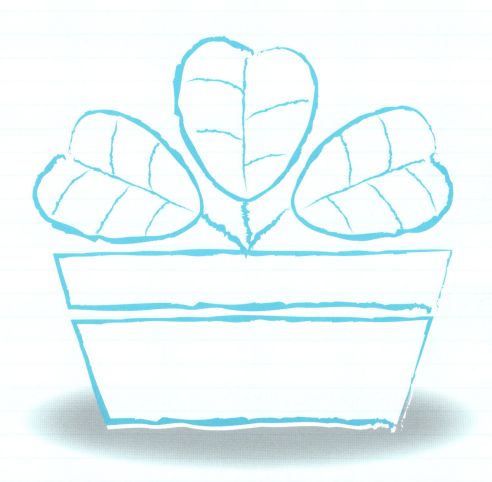

医歯薬出版株式会社

This book was originally published in Japanese
under the title of :

SHIKAGAKAKAWARU CHIIKIHOUKATSUKEA NYUMON
(An Introduction to Community-based Integrated Care System for Dental Professionals)

ICHIKAWA, Tetsuo
  Professor, Faculty of Dentistry, Tokushima University
SHIRAYAMA, Yasuhiko
  Professor, Faculty of Dentistry, Tokushima University

© 2017 1st ed.
ISHIYAKU PUBLISHERS, INC.
  7-10, Honkomagome 1 chome, Bunkyo-ku,
  Tokyo 113-8612, Japan

編者・執筆者一覧

●編　者

市川　哲雄
徳島大学大学院 医歯薬学研究部 口腔顎顔面補綴学分野（歯科医師）

白山　靖彦
徳島大学大学院 医歯薬学研究部 地域医療福祉学分野（社会福祉士・介護支援専門員）

●執筆者（執筆順）

白山　靖彦
編者に同じ

寺西　彩
徳島県 保健福祉部長寿いきがい課（社会福祉士）

柳沢　志津子
徳島大学大学院 医歯薬学研究部 口腔保健福祉学分野（社会福祉士・歯科衛生士）

湯浅　雅志
那賀町地域包括支援センター（社会福祉士・介護支援専門員）

竹内　祐子
徳島大学大学院 医歯薬学研究部 地域医療福祉学分野（社会福祉士・看護師）

服部　佳功
東北大学大学院 歯学研究科 口腔機能形態学講座 加齢歯科学分野（歯科医師）

田中　恭恵
東北大学大学院 歯学研究科 口腔機能形態学講座 加齢歯科学分野（歯科医師）

林田　有貴子
有貴歯科クリニック（歯科医師）

菅原　千恵子
徳島県立中央病院 歯科口腔外科（歯科医師・介護支援専門員）

久野　恵
徳島大学病院 リハビリテーション部（言語聴覚士・社会福祉士）

永尾　寛
徳島大学大学院 医歯薬学研究部 口腔顎顔面補綴学分野（歯科医師）

渡邉　恵
徳島大学大学院 医歯薬学研究部 口腔顎顔面補綴学分野（歯科医師）

市川　哲雄
編者に同じ

松村　晃子
徳島大学病院 栄養部（管理栄養士）

吉岡　昌美
徳島大学大学院 医歯薬学研究部 口腔保健福祉学分野（歯科医師・社会福祉士）

石黒　幸枝
米原市地域包括医療福祉センターふくしあ（歯科衛生士）

木村　年秀
まんのう町国民健康保険造田歯科診療所（歯科医師）

羽根　司人
はね歯科医院（歯科医師）

浜田　邦美
那賀町相生包括ケアセンター（医師）

永廣　信治
徳島大学病院 病院長（医師）

巻頭言 — Preface

住友雅人
一般社団法人 日本歯科医学会連合 理事長
Sumitomo, Masahito

　厚生労働省は地域包括ケアシステムについて，「住まい・医療・介護・予防・生活支援が一体的に提供されるもの」としている．本書は，地域包括ケアシステムにおける歯科医療的対応について多面的に詳細に紹介している．私は，地域包括ケアシステムについて医療・介護サービスの提供はもちろんではあるが，むしろ日常生活をとりまく環境の再構築という点に重きを置きたいと考えている．そのためには，地域，人口，年齢分布，文化などさまざまな要因に応じてストラテジーを変える，個別対応が重要となる．この点において本書は，歯科医療従事者がその専門性を発揮して社会貢献することが地域住民の生き方支援となる，という期待までを感じさせる参考書といえる．

　私がいま生活の拠点としている東京都多摩西部地域のとある町には，1970年頃から狭くても庭付き一戸建ての住宅が建ち並び，30歳代の若い世代が都心から移住してきた．子育て，あるいは共働きをしながら，お祭り，運動会，防犯活動などの自治会活動にも参加して，町はいつも活気であふれていた．しかし，やがて子どもたちは独立し，その親世代も歳を重ね，町の勢いが次第に衰えてきた．そして，市内で最も高齢化が進み，空き家や独居世帯が増え，そしてデイケアの車が朝夕ひっきりなしに行き来する町となった．

　しかし最近，この町に若い家族が次々に移り住み，新築や2世帯住宅も増えてきた．実に心強い．町内には高齢者地域サロンが設けられ，いろいろな企画で高齢者を自宅から誘い出す．また，朝の散歩でも世代を超えた路上サロンが形成されている．半世紀のあいだに町は盛衰を繰り返しつつあるようだ．

　とはいえ，地域のコミュニティの形は変化している．その変化に，食の専門家である歯科医療従事者が多職種とともにかかわることによって，日常生活の充実につなげることはできないか．口は「文化の出口」という大変に重要な機能を持っている．本書には，歯科が医療や介護サービスの提供だけではなく，地域コミュニケーションの再構築，ひいては長期的な変化にも対応可能な地域包括ケアシステムの構築に大いに貢献できると確信できるヒントが書かれている．執筆者の多くは私の故郷である徳島県で活躍している方々で，いわゆるローカル色を出しているが，それだけに机上の空論ではない現実味がよく出ている．

　本書を通して，地域包括ケアシステムの法的定義である医療介護総合確保推進法を生かすのは，5つの構成要素（住まい・医療・介護・予防・生活支援）の連携であるとの認識を共有し，その英知をそれぞれの地域に応じた形で活かしていただきたい．

飯島勝矢 *Iijima, Katsuya*
東京大学 高齢社会総合研究機構 教授

　超高齢社会に向かうなかで，いかに自立状態を維持するかという健康増進～フレイル（虚弱）予防の視点，そして住み慣れた地域で過ごし，いつまでもお口から食べ続けながら最期まで生き切るというケアの視点，この2つの視点は重要であると同時に一連の流れでもある．これらを俯瞰する形で，高齢期における「食力（しょくりき）」というものに改めて再考すべき時がきている．それを維持向上させるためには，従来の多職種連携の視点を今まで以上に強化するだけではなく，社会的側面からも含めた大局的な視点からアプローチすることが求められる．これを実現するものが，まさに地域包括ケアシステムといっても過言ではない．とりわけ筋肉減弱（サルコペニア）に対する対策が急務であり，そのための幅広い視点に立った学術研究によるエビデンス蓄積やまちづくりとして取り組む予防活動の機運の醸成が必要である．特に栄養管理は非常に重要な位置を占め，国民の「食の安定性」と「口腔機能維持向上」の両者が現実的に実現される必要がある．

　そのような状況下で，齲蝕や歯周病を治す医療として認識されていた従来からの歯科医療は，今，人間の生にとって最も大切かつ原点である「食べる」という営みを最後まで支える医療として時代のニーズに応える時期が来ているのであろう．すなわち，従来の歯を中心とした形態学的アプローチに加え，さらに口腔の幅広い機能論を重ね合わせた新概念として「オーラルフレイル」が立ち上がったのである．この口腔機能の些細な衰えを改めてリスクとして位置付けることにより，国民の口腔に対する健康リテラシーを向上させ，より早期からの大きな予防運動に発展させることをねらいとしている．

　地域包括ケアシステム構築のなかで，「みんなで楽しく，しっかり噛んでしっかり食べる，そして最期までお口で食べ続ける」という原点を改めて国民と共有し，多職種協働による口腔機能維持向上へのこだわりが，必ずや健康寿命延伸および生活の質の向上につながる真のアプローチ方法になると確信している．

発刊にあたって

あるご高齢の女性が，公民館での介護予防体操の集いでこう言いました．「ここに来ると，体操ができるというより，人と話ができる．家にいるとだれとも話さないで一日を過ごす．だから楽しいのですよ」．人は他者や社会とつながることで自分の存在価値を知る，ということがありますが，まさしくこのことだと思いました．そして，地域包括ケアシステムの答えは，おそらくここにあるに違いないとも．

歯科の世界にも「地域包括ケアシステム」という言葉があふれるようになっていますが，それはどういうものかと訊ねてもなかなかいい回答が得られません．「歯科の地域包括ケアシステム」があると見ている人もいます．

歯科医師，歯科衛生士は地域包括ケアシステムというジグソーパズルの一つのピースのようなものです．普通のジグソーパズルは，完成形の図柄があって，どこから作ってもその方向に向かって進めば完成できるし，途中で行き詰まったとしてもその部分を最後に残して，別の部分に進めばいいのです．

しかし，地域包括ケアシステムは，完成形の見えないジグソーパズルのようなものです．残念ながらその完成形は未だ示されておらず，だれもそのパズルの絵や写真を見たことはありません．まさに迷走しながら，ひょっとするとピースそのものを作ることになるかもしれません．医師であれ，歯科医師であれ，歯科衛生士や介護職であれ，また行政職であれ，みんなこのパズルのピースであり，いずれが欠けても完成しませんし，もしかすると歯科医療関係者が完成への重要なピースにもなり得るわけです．

それが地域包括ケアシステムの威力であり，複雑系と呼ばれる所以です．在宅医療と介護との連携，認知症対策などには対応する特効薬はなく，いくつものエビデンスや症例を積み重ねていくことが重要です．自分達の頭で考え，行動し，常に「これでいいのか」と問い続けるしかありません．自分の将来に不安を感じているということは，他者も不安に感じています．だれかが，ここで頑張らないと，パズルはいつまで経っても完成形の一端すら見えてきません．

冒頭で述べた，「他者や社会とつながること」を頼りに，歯科医療に携わる方々，一緒に頑張りましょう．本書は歯科医療従事者がパズルの重要なピースとなるために企画しました．

本書を刊行するにあたり，お忙しいなか推薦のお言葉を書いていただいた日本歯科医学会連合の住友雅人理事長，東京大学の飯島勝矢教授，各分担執筆者の皆様，編集を担当していただいた医歯薬出版の編集部，そして，本書を手に取っていただいたすべての方々に感謝いたします．

平成29年7月

市川哲雄

白山靖彦

歯科がかかわる 地域包括ケアシステム入門

CONTENTS

巻頭言 …………………………………………………………… 住友雅人　4
　　　　　　　　　　　　　　　　　　　　　　　　　　　　飯島勝矢　5
発刊にあたって ………………………………………… 市川哲雄・白山靖彦　7

Chapter 1 — 地域包括ケアシステムを知る

SECTION 1 地域包括ケアシステムの制度・背景・意義，法的根拠
　　　　　………………………………………………………… 白山靖彦　12
SECTION 2 介護保険制度と地域支援事業の概要 ………………… 寺西　彩　16
SECTION 3 2025年問題と2040年問題に向けた心構え ………… 白山靖彦　19
SECTION 4 認知症の実態と問題点 ……………………………… 白山靖彦　21
SECTION 5 地域包括ケアシステムのなかで果たすべき歯科医療の役割
　　　　　………………………………………………………… 白山靖彦　23

Chapter 2 — 地域包括ケアシステムで連携する

SECTION 1 地域包括ケアシステムのなかでの多職種連携のメリット
　　　　　……………………………………………………… 柳沢志津子　28
SECTION 2 地域ケア会議など，地域ネットワークへの参入の秘訣 … 湯浅雅志　33
SECTION 3 地域包括支援センター，居宅介護支援事業所など，事業者との連携
　　　　　………………………………………………………… 湯浅雅志　36
SECTION 4 地域包括ケアシステムのなかで市町村行政・保健所・公的機関の
　　　　　果たす役割—歯科の役割と参画 ……………………… 竹内祐子　39

Chapter 3 — 地域包括ケアシステムで治療する

SECTION 1 在宅歯科医療とその目標 ………………… 服部佳功・田中恭恵　46
SECTION 2 訪問歯科診療の準備と治療に対する考え方 ………… 林田有貴子　51

■歯科的対応の実際■
- SECTION **3** 口腔ケア ……………………………………… 菅原千恵子　57
- SECTION **4** 摂食嚥下指導 …………………………………… 久野　恵　60
- SECTION **5** 義歯治療 ………………………………………… 永尾　寛　62
- SECTION **6** インプラント治療 …………………… 渡邉　恵・市川哲雄　66
- SECTION **7** 栄養管理 ………………………………………… 松村晃子　68

Chapter 4 — 地域包括ケアシステムを活用する

- SECTION **1** かかりつけ医の歯科医の役割 ………………… 市川哲雄　74
- SECTION **2** 訪問歯科診療（医療と介護）の制度と対応 ……… 吉岡昌美　76

■各地の地域包括ケアシステムの実際■
- SECTION **3** 口腔健康管理はキーワードになる …………… 石黒幸枝　86
- SECTION **4** 人と人のつながりの強さが地域包括ケアの原動力
　　　　　　　　──高齢化率45.3％の町での実践例 ……… 木村年秀　90
- SECTION **5** ソーシャルキャピタルとしての歯科 ………… 羽根司人　95
- SECTION **6** 気づけば地域包括ケア ………………………… 浜田邦美　98
- SECTION **7** 情報の収集と歯科医療のインセンティブ …… 柳沢志津子　101

Chapter 5 — 地域包括ケアシステムをつくる

- SECTION **1** 歯科医師，歯科衛生士の地域での主体性の磨き方
　　　　　　　……………………………………… 市川哲雄・白山靖彦　106
- SECTION **2** 歯科医療ができる地域との関係性，顔の見える関係づくり
　　　　　　　……………………………………… 市川哲雄・白山靖彦　108

地域に寄り添う医療のために
　──徳島大学病院の役割と歯科医療への期待 ……………… 永廣信治　113

用語解説 ……………………………… 竹内祐子・吉岡昌美・柳沢志津子　114

Chapter 1
地域包括ケアシステムを知る

地域包括ケアシステムの制度・背景・意義，法的根拠

地域包括ケアシステムとは

　地域包括ケアシステムという用語には，2つの独立したコンセプトが含まれています．一つ目はcommunity-based care（地域を基盤としたケア）であり，二つ目にはintegrated care（統合型のケア）です．それらを合わせて地域包括ケアと呼び，地域の実情に応じて構築していく形をシステム（system）としています．すなわち，英訳すると"community-based integrated care system"となります．最近では，高齢者のみを対象としたものではなく，子どもや障がい者など幅広い層を含むとされており，今後は対象の拡大に伴い，法的整備が順次行われることを想定しておくことが重要です．ただし，本書では，もっぱら「高齢者（要介護者を含む）を対象とした地域包括ケアシステム」を中心に，歯科医療従事者の立場や役割，そして，方略についてわかりやすく解説していきます．

　2010（平成22）年の介護保険制度に関する世論調査では，「自分自身が介護を受けたい場所」について，「現在の住まい：37.3％」「特別養護老人ホームなどの介護保険施設：26.3％」「有料老人ホームや高齢者住宅：18.9％」「病院：12.9％」の順になっています[1]．また，2012（平成24）年の高齢者の健康に関する意識調査では，「最期を迎えたい場所」について，「自宅：54.6％」「病院など医療施設：27.7％」「特別養護老人ホームなどの福祉施設：4.5％」「高齢者向けのケア付き住宅：4.1％」の順になっています[2]．これらを併せてみると，国民の多くは，「介護が必要な状態になってもなるべく自宅等の地域で住み続け，できることならそのまま最期を迎えたい」と考えていると伺えます．

　地域包括ケアシステムの法的定義は，「地域における医療及び介護の総合的な確保を推進するための関係法律の整備等に関する法律」（医療介護総合確保推進法）第2条に，「この法律において『地域包括ケアシステム』とは，地域の実情に応じて，高齢者が，可能な限り，住み慣れた地域でその有する能力に応じ自立した日常生活を営むことができるよう，医療，介護，介護予防（要介護状態もしくは要支援状態となることの予防または要介護状態もしくは要支援

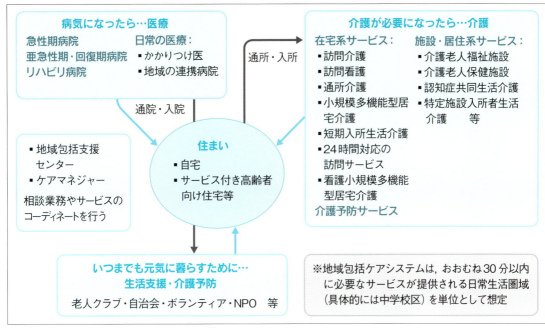

図1 地域包括ケアシステムのイメージ[3]

状態の軽減もしくは悪化の防止をいう），住まい及び自立した日常生活の支援が包括的に確保される体制をいう」とされています（**図1**）[3]．ただし，地域包括ケアシステムという概念は，以前から研究会などでも幾度となく提唱や提言がなされています．その変遷を**表1**にまとめてみました[4]．

他分野との関連

　2016（平成28）年度の診療報酬改定では，歯科医療に関し，「かかりつけ歯科医療機能強化型歯科診療所」の施設基準が設けられ，かかりつけ歯科医による齲蝕や歯周疾患，口腔機能低下の重症化予防の評価が導入されています．

　介護分野においては，2014（平成26）年度の介護保険法改正により，地域支援事業の充実や利用者の自己負担の変更などが行われています．特に地域支援事業では，後述する在宅医療・介護連携，地域ケア会議，認知症対策の推進，生活支援サービスの充実強化（生活支援体制整備事業）が地域包括ケアシステム進展の要として事業化されました．

　現在，わが国は超高齢化，人口減少という世界に類をみない状況の真っ只中にいます．そして，社会保障給付費は年々増加の一途をたどり，経済の縮小が危惧されるなか，持続的に制度を維持していくためには，定式化された病院・診療所や介護事業所のサービスだけでは到底賄えるものではありません．し

表 1　地域包括ケアシステムの概念の変遷[4]

西暦（平成）年	概要
2003（平成15）年	高齢者介護研究会「2015年の高齢者介護－高齢者の尊厳を支えるケアの確立に向けて」において，地域包括ケアシステムの確立（ケアマネジメントの適切な実施と質の向上，さまざまなサービスのコーディネート）が提起された．
2008（平成20）年	地域包括ケア研究会「地域包括ケア研究会報告書－今後の検討のための論点整理」のなかで，地域包括ケアシステムとは，ニーズに応じた住宅が提供されることを基本としたうえで，生活上の安全・安心・健康を確保するために，医療や介護のみならず，福祉サービスを含めたさまざまな生活支援サービスが日常生活の場（日常生活圏域）で適切にできるような地域での体制」として提案された．
2011（平成23）年	介護サービスの基盤強化のための介護保険法等の一部を改正する法律において，高齢者が住み慣れた地域で安心して暮らし続けるには，医療，介護，予防，住まい，生活支援サービスを切れ目なく提供する「地域包括ケアシステム」の構築が必要と定め，定期巡回・随時対応型訪問介護看護サービス，複合型サービスが創設された．
2012（平成24）年	社会保障制度改革推進法に基づき設置された社会保障制度改革国民会議において，医療の方向性として病院完結型から地域完結型への移行が必要と提唱された．
2013（平成25）年	持続可能な社会保障制度の確立を図るための改革の推進にかかる法律（社会保障制度改革プログラム法）の成立により，効率的かつ質の高い医療提供体制を構築するとともに，今後の高齢化の進展に対応して地域包括ケアシステム（地域の実情に応じて，高齢者が，可能な限り，住み慣れた地域でその有する能力に応じ自立した日常生活を営むことができるよう，医療，介護，介護予防［要介護状態もしくは要支援状態となることの予防または要介護状態もしくは要支援状態の軽減もしくは悪化の防止をいう］，住まい及び自立した日常生活の支援が包括的に確保される体制）構築に必要な措置を講じるとした．
2014（平成26）年	地域における医療及び介護の総合的な確保を推進するための関係法律の整備等に関する法律（医療介護総合確保推進法）において，医療法や介護保険法など，多くの関係法律を整備改正し，地域包括ケアシステムの再定義とその具現化を明確化した．

がって，地域包括ケアシステムでは，自助・互助・共助・公助という理念を打ち出し，類型化しています（図2）[3]．

自助・互助・共助・公助

「共助」と「公助」は，今までの社会保険や行政による公的なサービスを指し，「自助」はなるべく自分でできることは自分でする，というものです．「互助」とは「助け合い」という意味であり，多様なサービスが想定されています．今後は，元気な高齢者も担い手とした互助によるサービスが地域の特性に応じて創設されていくことになるでしょう．すなわち，だれもが地域包括ケアシステムに参画することが可能であり，医療福祉従事者などの専門職は，それらを地域の実情に応じてコーディネートしながら，地域づくりを推進していくことが求められています．

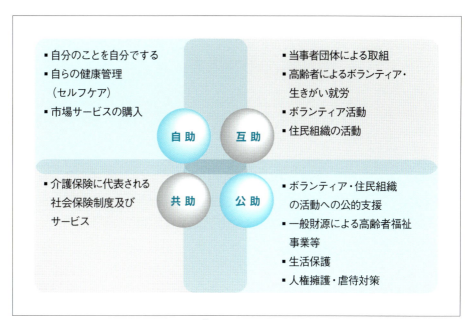

図2　自助・互助・共助・公助の類型[3]

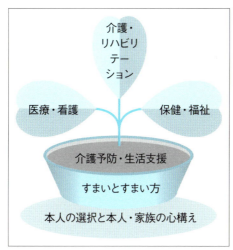

図3　本人・家族の選択と心構え[3]

　このように，地域包括ケアシステムでは，その名のとおり包括的サービスの提供体制であり，そのため，地域住民の抱える課題（ニーズ）を発見し，具体的方策を創造・実行して解決を図っていくサイクルを形成することが必要となります．「本人の選択と本人・家族の心構え」[5]をシステムの基礎に位置付けた理由がここにあり，あくまでも地域住民自身やその家族の意思決定があってこそ，地域包括ケアシステムの実現が図られるのです（図3）．

Chapter 1 — 地域包括ケアシステムを知る

SECTION 2 介護保険制度と地域支援事業の概要

介護保険制度の変遷

　2000（平成12）年に施行された介護保険法は，これまで何度も見直しおよび改正が行われています．なかでも法施行後10年が経過した2011（平成23）年，サービス利用者数や重度の要介護者数ならびに医療ニーズの高い高齢者，さらには単身世帯や高齢者のみ世帯の増加，介護人材の確保などの課題を背景として，高齢者が地域で自立した生活を営むことができるようにするために，医療，介護，予防，住まい，生活支援サービスを切れ目なく提供する「地域包括ケアシステム」の実現を図ることとなりました．

　厚生労働省では地域包括ケアシステムの構築のプロセスについて，介護保険の保険者である市町村（広域連合や一部事務組合を含む）が3年ごとの介護保険事業計画の策定・実施を通じて，地域の自主性や主体性に基づいてつくり上げていくことを示しています．

　2015（平成27）年の介護保険制度の改正では，地域包括ケアシステムの構築をさらに進めるため，介護，医療，生活支援，介護予防などのサービスを一層充実させることとなりました．

　その具体的な事業内容として示されたのが，「地域支援事業の充実」（**表1**）です．

地域支援事業の内容

　ここでは，**表1**に下線を引いた4つの新たな事業について解説します．
　まず，「地域ケア会議の充実」についてです．地域ケア会議とは，地域包括支援センターなどの主催で，医療・介護・行政職など，多職種が協働し，高齢者の個別課題を解決し，さらに関係職種間のネットワークの構築，施策形成につなげる会議をいい，これをより充実させていくことが求められています．この構成員の想定には，医師，看護師だけでなく，歯科医師，歯科衛生士も含まれています．

16

表1　最新の地域支援事業（特に下線のある事業が地域包括ケアシステムに関連する）

介護予防・日常生活支援総合事業 （要支援1～2，それ以外の者を対象）	○ 介護予防・生活支援サービス事業 　・訪問型サービス 　・通所型サービス 　・その他生活支援サービス（第1号生活支援事業） 　・介護予防支援事業（第1号介護予防支援事業） ○ 一般介護予防事業 　・介護予防把握事業 　・介護予防普及啓発事業 　・地域介護予防活動支援事業 　・一般介護予防事業評価 　・地域リハビリテーション活動支援事業
包括的支援事業（地域包括支援センターの運営）	○ 総合相談支援事業 ○ 権利擁護事業 ○ 包括的・継続的ケアマネジメント支援業務
包括的支援事業（社会保障充実分）	○ <u>地域ケア会議の充実</u> ○ <u>在宅医療・介護連携の推進</u> ○ <u>認知症施策の推進</u> 　・認知症初期集中支援チーム 　・認知症地域支援推進員等の養成 ○ <u>生活支援体制整備事業</u> 　・生活支援コーディネーターの配置 　・協議体の設置等
任意事業	○ 介護給付費適正化事業 ○ 家族介護支援事業 ○ その他の事業

　次に，「在宅医療・介護連携の推進」については，定期的な訪問（歯科）診療，急変時の診療，一時的な入院の受け入れなど，診療所・在宅療養支援診療所・歯科診療所などの医療機関と，介護サービス事業所とが緊密に連携することで，地域の在宅医療・介護サービスが一体的に提供されることを目的としています．場合によっては，事業を市町村および郡医師会などに委託し，ICTなどを活用した包括的な連携体制を目指す取り組みも想定されています．

　続いて，「認知症施策の推進」では，認知症初期集中支援チームの設置や認知症地域支援推進員の養成などを行います．認知症初期集中支援チームとは，複数の専門職がチームを形成し，認知症が疑われる人や認知症の人，その家族を訪問し，アセスメントなどを通して，認知症の早期発見・治療を集中的に行うことを目的としています．認知症地域支援推進員（主に保健師・看護師）に関しては，認知症施策や事業の企画調整などを行うもので，専門医，かかりつけ医などと連携し，認知症になっても住み続けられる地域づくりの旗振り役として期待されています．

　最後に，「生活支援体制整備事業」とは，高齢者の日常の多様な生活課題（「買

い物に行けない」「ゴミ出しができない」「庭や畑の手入れができない」など）を解決するための事業です．具体的には，NPO法人，民間企業，社会福祉法人，専門職などで構成された協議体と呼ばれる組織で，地域課題の掘り起こしや，地域課題に応じたサービスの創出，サービスの担い手の養成などを行います．そして，協議体で把握した地域課題と，新たに創出したサービスなどをマッチングさせる役割を担うのが，生活支援コーディネーターです．

　これら4つの事業を含む地域支援事業については，2018（平成30）年度からすべての市町村で完全実施ができるよう，準備が進められています．ここで重要なのは，国（厚生労働省）が「地域包括ケアシステム＝地域支援事業」とは明確に示していないものの，地域支援事業の完全実施が地域包括ケアシステムの構築につながる，と捉えている点について理解しておくことです．

SECTION 3 2025年問題と2040年問題に向けた心構え

2025年問題

　まず，2025年問題に向き合ってみましょう．厚生労働省は2006（平成18）年に，『今後の高齢化の進展～2025年の超高齢社会像～』とする文書を発表し，2025年問題を初めて掲げました．2015（平成27）年には戦後のベビーブーム世代が前期高齢者（65～74歳）に達し，その10年後である2025（平成37）年には後期高齢者（75歳以上）となり，その数は3,500万人に達するというものです．

　これまでのわが国では，高齢化のスピードが問題視されていましたが，これからは高齢化率の高さ（＝高齢者の多さ）や高齢者世帯の増加が問題となります．これに加えて認知症者が推計で700万人にも達するとされており，今後の高齢者医療・福祉における喫緊の課題となっています．

　人はだれもが老います．加齢によって疾患を抱え，それに伴い認知機能の低下も余儀なくされます．これによって医療費や介護給付費の急激な増大がもたらされ，さらには社会保障システム全体が揺るがされ，大きな国民的問題となることが2025年問題の焦点です．したがって，地域包括ケアシステムが提唱される所以として，2025年問題が密接に関連しているのです．

　まず初めに，歯科にとっては大きな転換期を迎えるということを知っておくことが重要です．一般に歯科患者の受診は小児期と中年期のダブルピークとなっており，高齢者の歯科受診率は医科に比べると低くなっています．これは，経済的問題や歯科に対するニーズの減少といったことが背景にあると思われます．しかし，高齢者の絶対数が増加する今後は，歯周疾患と糖尿病や認知症との関連や，歯の欠損による咀嚼機能の低下が健康にどのような影響を与えるかについて普及啓発し，高齢者の受診率を上げていく必要があります．

　続いて，自分の足で歯科診療所に来られない患者に対するケアをどうするかという点です．今までの歯科にかかる患者は，問題があれば歯科診療所などを訪れて治療を受けていました．しかし，今後は高齢者ドライバーの運転免許返上，過疎地域における公共交通機関の撤退などが考えられます．これに対して

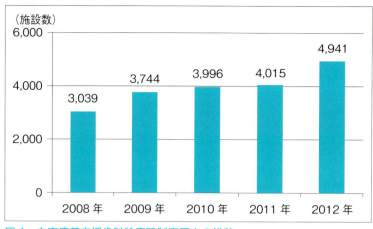

図1　在宅療養支援歯科診療所制度届出の推移

は，訪問歯科診療の充実が求められています．

訪問歯科診療は大きく分けて2種類が考えられます．1つは医療保険制度による在宅歯科診療，もう1つは介護保険制度の居宅療養管理指導による訪問歯科診療です．前者は，歯科診療所を中心とした半径16km以内で実施することと定められていますが，後者にはこの縛りがなく，歯科衛生士による訪問も可能で，地域を超えた訪問歯科による管理指導ができます．また，2008（平成20）年には，歯科医療における在宅療養支援歯科診療所制度が創設され，年々この届出を行う歯科診療所が増加しています（図1）．このように，これからは「待っている診療」から，「出向いていく診療」に変わっていくでしょう．

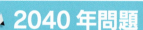

2040年問題

次に，2040年問題について考えてみます．2025年問題の状況がそのまま2040年まで進むとなると，高齢化率のさらなる増加と人口減少が見込まれ，同時に過疎・離島地域の消滅，地方自治体の減少が予想されています．非常に危機を感じる一方で，われわれができることは，患者とわれわれの住む地域を守る，ということです．人口の減少により歯科のマーケットが縮小するなかで，患者を単に顧客としてみるのではなく，地域に根差した診療を提供し，地域から信頼される歯科診療所になることが先決です．あと23年で日本の人口が1億人を切り，特に過疎地域の人口が半減する，といわれています．したがって，今後の歯科医療は，より広範囲な地域を対象とし，その地域に根差した展開が必要となります．そして，地域包括支援センターや他の医療機関，介護保険事業所と密接に連携し，医療面だけでなく地域のさまざまなニーズを常に「つかまえておく」ことが重要だと考えられます．

Chapter 1 ― 地域包括ケアシステムを知る

SECTION 4 認知症の実態と問題点

認知症の実態

　厚生労働省は，全国で認知症者が2025年には700万人を超え，その結果65歳以上の高齢者のうち5人に1人が認知症に罹患すると予想しています[1]．四国4県の総人口が400万人弱であることから，この700万人という数がわが国の将来にとって，とてつもなく大きな数字であることはまちがいありません．前項でも示したとおり，認知症者の増大は，社会リスクの観点からさまざまな問題を引き起こすと予想されています．認知症者の自動車運転による重大事故や「振り込め詐欺」の被害などがその例としてあげられます．したがって，地域包括ケアシステムでは，認知症者の早期発見，初期治療支援だけでなく，判断能力低下による諸問題をも視野に入れた支援が必要とされています．

　認知症には，アルツハイマー型（約50％）や脳血管性型（約30％），レビー小体型（約10％）などがあり，それぞれの原因疾患や認知症としての症状の現れ方も異なります．認知症に対応するにあたってまず理解しておきたいことは，「中核症状」と「周辺症状」という観点です．中核症状とは，脳の器質的損傷から起こる記憶障害や，自分のいる場所や現在の時間などが認識できない見当識障害などが該当します．これに加え，医療を提供する際のインフォームド・コンセントの内容について理解できない，判断できないという理解判断能力の低下も発生します．

　周辺症状とは，中核症状によって起こる日常生活上のさまざまな適応障害のことで，徘徊や興奮などを指します．重度になると，不潔行為や暴力なども見受けられます．こうした行動・心理症状をBPSD（behavioral and psychological symptoms of dementia）と称し，家族の介護負担感を高める因子といわれています[2]．

認知症と歯科

　日本老年歯科医学会による『認知症患者の歯科的対応および歯科医療のあり

方：についての立場表明』では，認知症の発症により自発的な清潔行動が障害されることから，口腔衛生状態は悪化し，結果，齲蝕や歯周病は多くなると指摘されています[3]．したがって，認知症者への歯科対応は重要であり，認知症の増大とともに歯科が果たす役割はより大きくなる，と考えられます．ただし，同報告において，残存歯と認知症との関連については関連を示す報告もあればその関連を否定するエビデンスもある，として言及を避けています．この点については，今後，疫学研究などの推移に注視していくことが必要でしょう．

これまで述べてきた認知症の症状自体による周囲への影響に加えて，歯科医院においては，独居の認知症の患者が来院された場合の対応が大きな課題となると予想されます．つまり，医療同意の問題です．歯科医療は，侵襲的・非侵襲的にかかわらず，治療を行う前に必ず治療の方針や内容を説明し，本人が同意してから処置をします．この医療同意は，本人だけにその権利が付託され，判断能力を有することが前提となっています．しかし，高齢の患者の場合，付き添いの家族や介護者に対して説明し，代理同意とみなして治療することが多いのではないかと考えられます．しかし，本来の趣旨からいうと，このやりとりは法的根拠を有していません．基本的には違法性は阻却されますが，グレーであることには違いはありません．まして，民法上の成年後見人による代理同意は違法となり，求めた医療側の責任も問われることになります．成年後見人が代理同意できるのは，あくまでも入院や施設への入所契約の同意だけであって，医療同意を代わりにできないことを強く認識しておく必要があります[4]．

こうした医療同意による訴訟リスクを軽減するうえで，最近は「事前指示書」といわれるものが注目されています．認知症になる前に，経管栄養の使用有無などの延命措置に関する事項を，あらかじめ医師などと相談して書類にまとめておくというものです．これにより，万が一患者が認知症となっても，本人の意思に基づいた医療を提供した，ということになり，医療を提供する側の安心にもつながります．

歯科においては，材料や技術の進展により，たとえばインプラントが昨今さかんに行われています．インプラントは義歯と比較し，咀嚼力の向上や審美性など多くのメリットがある一方で，費用負担が大きいことや治療後のメインテナンスが必要とされています．これは高齢になっても継続が必要であることから，万が一認知症を発症した患者に家族がなく，本人から同意を得られなくなった場合，適切な治療やメインテナンスが中断されることになります．

2025年には65歳以上の5人に1人が認知症となると予想されるなか，患者が高齢になり，寝たきりや認知症になった場合でもそのQOLを落とさないことを最大限に考慮しながら治療方針を立てていくことが重要となります．

Chapter 1 — 地域包括ケアシステムを知る

SECTION 5 地域包括ケアシステムのなかで果たすべき歯科医療の役割

歯科医療の間接的支援

　地域包括ケアシステムとは,「ひとが住み慣れた地域で,病気やケガによって介護が必要となっても住み続けることができるためのシステム」です.このシステムのなかで歯科が果たすべく役割は,大きく分けて2つあります.まず,在宅や施設における要介護高齢者に対する口腔機能維持管理など,訪問歯科診療を中核とする直接的な支援です.一方,地域ケア会議への参画や,地域包括支援センターや行政機関との連携など,間接的な支援です.最初の直接的な支援については後章に詳細がありますので,本節では間接的な支援を担うべき歯科医療の役割に触れます.

　地域包括ケアシステムがすでに構築されている多くの地域では,日常生活圏域ごとにさまざまな専門職種が集まり,個人の症例の検討,介護支援専門員(ケアマネジャー)が作成するケアプランの作成アドバイスや,地域課題から政策提言までを行う地域ケア会議が開催されています.この会議はすでに法定化されており,介護保険法の地域支援事業メニューのひとつとして位置付けられています.主催者は,市町村または市町村が委託する地域包括支援センターが開催し,参加職種は医師,薬剤師,保健師・看護師,理学療法士などのリハビリ関係者,社会福祉士,介護福祉士と行政職員などです.なかには,歯科医師,歯科衛生士も参加し,疾患と口腔との関連や,口腔機能維持に向けた情報共有などを図っている地域も見受けられます.

　また,地域ケア会議の個別ケース検討では,地域によってそれぞれ特色を出して実施しているようです.たとえば,要支援や要介護1,2などの比較的介護度の低い方を対象とした自立支援型の会議,重複障害などがあって介護度の高い方や独居など,支援が困難な方を対象とした会議です.どちらのパターンも重要で,特に地域ケア会議にケースを持ち込むケアマネジャーにとっては救いの手となっています.

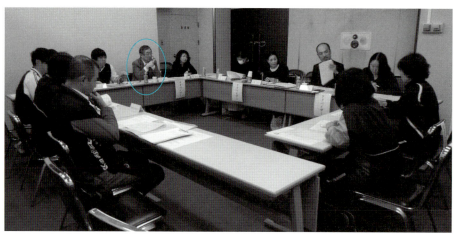

図1 歯科医師が参加する鳴門市基幹型地域包括支援センターにおける地域ケア会議
歯科医師（徳島県歯科医師会 常務理事の秋田豊仁先生）がアドバイザーとして出席している（○印）

歯科と地域ケア会議

　徳島県鳴門市では，行政と基幹型地域包括支援センターが中心となり，自立支援型地域ケア会議を毎月定例化して実施しています（図1）．アドバイザーとして，歯科医師，栄養士，社会福祉士，理学療法士，主任ケアマネジャーなど，多職種で所属の異なる専門家が参加しています．ここでは，地域の居宅介護支援事業所のケアマネジャーや訪問・通所介護事業所からあがってくる個別ケースについて，自立支援に向けた適切なアドバイスを行っています．また，継続的に状態の推移を見守る必要があるケースに関しては，数カ月後にモニタリングしながら検討しています．実際に，歯科医師からの摂食嚥下に関する問題点の指摘や，口腔機能管理に関する適切なアドバイスによって，状態の重症化を防止したケースも数多くあります．

　また，地域ケア会議は徳島県三好市の展開例のように，圏域の規模ごとに設定し，政策形成に発展させることも重要な役割と考えられています．歯科医療従事者が必ずしも地域ケア会議を主導する必要はありませんが，こういった会議に積極的に参画することで地域の利用者や事業者から信頼され，さまざまな専門職種・機関と顔のみえる関係を築いていくことで，地域包括ケアシステムの深化・進展に寄与することが可能となり，歯科医療への期待感もより高まると考えられています．

参考文献

Section 1―地域包括ケアシステムの制度・背景・意義，法的根拠
1) 内閣府．介護保険制度に関する世論調査．
   http://survey.gov-online.go.jp/h22/h22-kaigohoken/（2017/4/15 アクセス）
2) 内閣府．平成 24 年度 高齢者の健康に関する意識調査結果．
   http://www8.cao.go.jp/kourei/ishiki/h24/sougou/gaiyo/（2017/4/15 アクセス）
3) 厚生労働省．地域包括ケアシステム．
   http://www.mhlw.go.jp/stf/seisakunitsuite/bunya/hukushi_kaigo/kaigo_koureisha/chiiki-houkatsu/（2017/5/10 アクセス）
4) 東京大学高齢社会総合研究機構（編）．地域包括ケアのすすめ，東京大学出版会，2014．
5) 白山靖彦．社会福祉の立場から認知症高齢者の意思決定プロセスを考える．日補綴会誌．2014；6（3）：255-260．

Section 4―認知症の実態と問題点
1) 厚生労働省．認知症施策の現状，社保審－介護給付費分科会資料，2014．
2) 白山靖彦．高次脳機能障害者家族の介護負担に関する諸相－社会的行動障害の影響についての量的検討－．社会福祉学．2010；51（1）：29-38．
3) 一般社団法人日本老年歯科医学会．認知症患者の歯科的対応および歯科治療のあり方－学会の立場表明 2015－．老年歯学．2015；30（1）：3-11．
4) 白山靖彦．社会福祉の立場から認知症高齢者の意思決定プロセスを考える．日補綴会誌．2014；6（3）：255-260．

Chapter 2
地域包括ケアシステムで連携する

地域包括ケアシステムのなかでの多職種連携のメリット

多職種連携の4つの利点

　地域包括ケアシステムは,「介護・リハビリテーション」「医療・看護」「保健・予防」「福祉・生活支援」「住まい」の局面で展開されます.多様な専門職がそれぞれの役割に基づいて,互いに関係しながら,また連携しながら,在宅での生活を支えることを目標としています.

　多職種連携とは,「共通の目標を達成するために異なる専門的背景をもつ集団が協働関係を結ぶこと」です.多職種連携の利点には,次の4点をあげることができます.

①多角的な視点

　第一に,多様な専門職が支援に参加することは,多角的な視点による状況判断,多様な意見の提案が期待できます.たとえば,「食べること」について考えてみると,歯科医師・歯科衛生士からは口腔状態,摂食嚥下機能に関する歯科の視点からの提案がなされます.同時に,医師や看護師からは全身症状からみたリスク,管理栄養士からは摂取栄養量の推移,薬剤師からは薬の副作用による食欲低下の可能性,理学療法士や作業療法士,言語療法士からは機能障害を踏まえた姿勢の保持や手の運びなどの食事動作,介護職からは食事介助の方法などの情報が提供されます.このように,それぞれの専門性を基盤とした多様な意見を検討することが可能となり,より質の高い支援が期待できます.

②シームレスな支援

　第二には,生活局面の移行に際して,「シームレス(seamless)」な支援が可能となります.高齢期は,身体・心理状態の低下に伴いさまざまなニーズの変化が想定されます.病院,施設,在宅と高齢者の「住まい・住まい方」にも変化が起こります.高齢者が健康なときには,在宅において主に地域の保健・リハビリテーション領域の専門職が関わることになります.そこでは,心身の健

康と社会生活の維持を目的として，健康を損なうリスク低減のための健康教室のような予防的・教育的介入，つまり「保健・予防」が実施されます．病気を発症した場合には，医療関係者が中心となって，損なってしまった健康の回復，ときには入院という社会生活の撤退を伴いながら，具体的な「医療・看護」が展開されます．そして，病院で医療，福祉施設で介護支援が施行されているあいだ，あるいは慢性疾患を抱える患者，認知症高齢者など在宅の場面で，主に社会福祉従事者が，人々が社会で生きていくために生じる生活全般の問題を支え，保健や医療とつなげながら生活の維持を図る「福祉・生活支援」を行っていきます．それぞれの生活局面では，その局面に特化した専門職が高齢者を受け止めます．しかし，高齢者にニーズの変化が起こったとき，別の専門領域にその支援を引き継ぐこととなります．新しい生活局面へのスムーズな移行のためには，生活局面ごとのさまざまな専門領域のサービスが，継ぎ目なく「シームレス」に提供されることが重要となるのです．

③専門職による効率的・効果的な対応

第三に，限られた地域資源を有効に活用することにより，高齢者の生活を効果的に支援することが可能となります．地域で展開される高齢者の生活は個別性をもち，ニーズは多様です．病院や福祉施設では，高齢者の一部のニーズを集約し，そのニーズに特化した専門職や機器の配置が可能ですが，地域生活ではそうはいきません．これまで保健・医療・福祉の領域では，専門職教育と生涯研修制度のなかで，高度な専門性の確立に力を注いできました．専門性の確立は，高齢者に対して質の高い支援を提供するうえで大きな武器となります．一方で専門分化が進むことは，高齢者の多様なニーズに対して1つの専門職が生活を丸ごと支援することに制約を生む結果をもたらしました．専門職間でサービス調整がされていない場合，サービスが断片化したり，重複したりする可能性があります[1]．また，問題が複雑な場合，利用者によるサービス調整では手に負えない困難が生じる可能性があります[1]．日本における超高齢社会の問題は，団塊の世代が75歳以上になる2025年に大きな契機を迎えます．2025年には，75歳以上の「後期高齢者」が国民の1/4を占めることが推計されており，約100万人の「介護人材不足」が起こりうると警鐘がならされています．地域資源の不足のなかで，保健・医療・福祉の専門分化が進んだ専門職がそれぞれの役割を的確に発揮できるシステム構築が必要となります．

④非専門職と専門職の協働

また，地域包括ケアシステムにおける連携は，単に専門職間だけの問題ではありません．専門職と非専門職との関係形成も重要な課題です．専門職による

支援は，フォーマルサポートといい，専門的知識・技術・価値に裏づけられ制度・政策に基づく支援が考えられます．一方で，家族や友人，近隣住民や民生委員，自治会役員やボランティアなどの非専門職の支援は，インフォーマルサポートといいます．非専門性という「同じ目線」をもち，お互い様の関係を基盤とするつながりです．他職種連携，専門職と非専門職との協働は，職種がもつ機能の不十分さを互いに補完しあい，高齢者の多様なニーズへの対応が可能となるといえます．

多職種連携の推進

職種間コミュニケーションの取り方

多職種連携がスムーズに運用されるためには，専門職の間で達成目標と各専門職の役割が共通理解をもって把握されることが求められます．専門職の間で綿密なつながりを保ち，情報共有が欠かせません．専門分化が進んだ現在，専門職ごとに基盤となる知識や技術，そして価値観が異なります．高度な専門性が，共通理解の障害となる可能性があります．この専門職の間にある「コミュニケーションギャップ」の克服が，多職種連携の課題といえます．

「コミュニケーションギャップ」を取り除くために，各専門職間には情報の「非対称性」があることを認識する必要があります．難解な専門用語は極力避け，相手にわかるような用語に変換することが求められます．また，情報には「不確実性」も存在します．コミュニケーションに用いる用語には意味が単純なものだけでなく，複雑なもの，不確実なもの，多義的なものがあります．あいまいな用語については，共通の価値をもつ同じ専門職の間では話の文脈から用語の正確な意図を読み取り，共通認識を形成することができるかもしれません．しかし，異なる専門職の間では，こうした「推し量る」手法は使えません．多職種連携のなかでは，自分が伝えたい情報を相手がどの程度理解しているのか，受け手側の事情を理解しようとする姿勢が重要です[2]．

直接的対話の重要性

共通理解を構築する方法の一つに連絡があげられます．以前からある方法としては紹介状を介した文書のやり取りや電話連絡があります．しかし，多職種連携で職種間が理解を深めるためには，顔と顔を突き合わせ，直接対話を重ねる方法が有効となります．地域包括ケアシステムには，こうした多職種連携を実現するための方策が構想されています．それが，地域包括ケア会議です．

ここでは，個別支援の方法について，さまざまな職種が同じテーブル上で具

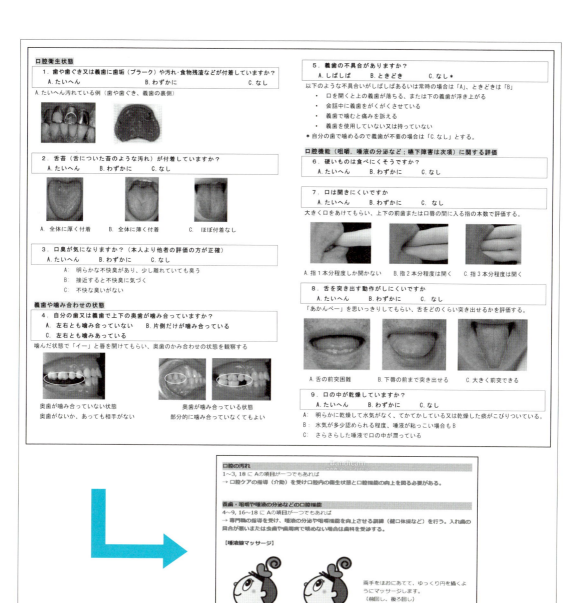

図1 介護職版口腔アセスメントシートの開発

体的な議論を行います．直接対話形式で議論を進めるなかで，各職種の役割や優先すべき課題の理解が促進され，地域支援のネットワーク構築がより進むことが期待されています．

ICTを活用したコミュニケーション

また，近年発展が進むICTの活用も見逃せません．たとえば，徳島大学では，

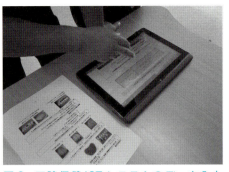
図2　口腔保健ICTシステムのデータ入力場面

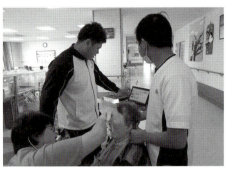
図3　特別養護老人ホーム健祥会ハイジ（徳島県）における口腔保健ICTシステム活用場面（患者家族の許諾を得て掲載）

　要介護高齢者の口腔ケアに関して，歯科専門職による専門的口腔ケアと介護職が実施する日常的口腔ケアが適切に提供できるための「口腔保健ICTシステム」を開発しました．このシステムでは，介護職が口腔状態を簡単に判断できる「介護職版口腔アセスメントシート」（図1）を導入しています．評価シートのような科学的評価手法の導入は，口腔状態に対する判断基準が明確になり，介護職と歯科専門職などの異なる職種間における共通言語が獲得できます．口腔機能維持・管理に関するあいまいな知識や判断が確実になることで，介護職員の不安やストレスの解消をもたらすと考えています．また，システムには歯科用語の解説なども盛り込み，教育プログラムの要素も持ち合わせています．業務のなかでシステム運用を継続的に行うことで，介護職が歯科に関する専門用語の理解を深めることができます．

　さらに，徳島大学では，「口腔保健ICTシステム」を食のQOL向上を目指したプログラムへと進展を図っています．ICTの利点は，優れた情報集積能力です．ICTの活用により，各専門職から多角的な情報を広く集めることが可能です．たとえば，地域ケア会議に必要な情報の集約，利用者家族への情報提供など，集めた情報は必要に応じて即座に取り出し，実践に活かすことができます．また，食事量の減少やムセ，せき込みの回数増加など，日常的に発生する情報を蓄積し長期的な視点でその推移を検討することにより，日々の業務では気が付かない，わずかな状態の変化を発見することが可能になります．

　要介護状態が進んだ高齢者は，自分自身で体調不良を訴えることが難しくなります．高齢者に代わって，ICTが状態悪化の兆しを専門職に伝え，専門職による早めの対応ができるのです．今後は，「食べること」に関して，歯科専門職と介護職だけでなく，管理栄養士や看護職，リハビリテーション職との連携が求められます．ICTを活用した多職種間のコミュニケーションが食事支援の質を高めると期待しています（図2，3）．

Chapter 2 ─ 地域包括ケアシステムで連携する

SECTION 2 地域ケア会議など，地域ネットワークへの参入の秘訣

地域ケア会議の目的と機能

　地域ケア会議の最終目的は，「地域での尊厳あるその人らしい生活の継続」です（図1）．その達成には，高齢者一人ひとりに対する支援の充実と，社会基盤の設備を行うことを求められています．そしてそれらを達成するために，個別ケースの支援内容の検討を通じた，介護支援専門員（ケアマネジャー）の実践力の向上や地域包括支援ネットワークの構築を行い，その個別のケースの積み上げから地域課題を把握していきます[1]．

　地域ケア会議を機能の視点からみる場合，図2のように5つの機能から成り立っています．これらは相互に関係しますが，その中心になるのは「個別課題解決機能」です．個別の課題を解決するために，多職種のみならず，利用者を支えるインフォーマルな関係者も含めたネットワークを構築し，そこから地域課題の発見，地域づくり・資源開発，政策形成へとつながっていきます．これらの機能が相互に関係し循環することで，地域のネットワークが強化されていきます．

　また，地域ケア会議は新たに創設せずとも，前述した機能を果たしている会議などを応用することを推奨されており，1つの会議ですべての機能を果たさなくても，その地域においていくつかの会議を効率よく組み合わせることで地域ケア会議の役割を果たせることができます．実際，1つの会議で個別の課題解決から政策形成を行うのは会議に集まるメンバーも異なり，容易なことではありません．

　一般社団法人長寿社会開発センターが作成した『地域ケア会議運営マニュアル』[2]は，地域ケア会議を有効に構築・運営できるよう，市町村や地域包括支援センターはもとより地域ケア会議に参加する方々の手引きとしてホームページから誰でもダウンロードができます．このマニュアルには，地域ケア会議の目的や機能に応じて名称を設定することもあるとして，個別課題解決やネットワーク構築，地域の課題発見などの機能を主に行うのを「地域個別ケア会議」

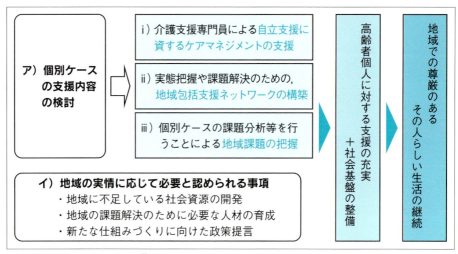

図1　地域ケア会議の目的[2)]

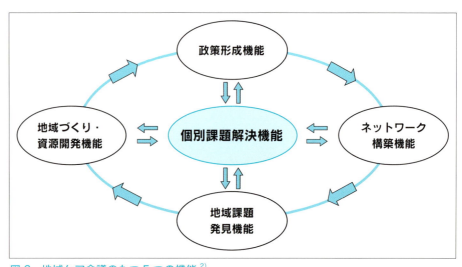

図2　地域ケア会議のもつ5つの機能[2)]

とし，地域づくりや政策形成などの機能を果たす地域ケア会議を「地域ケア推進会議」とすることが考えられると書かれています[2)]．

ケアマネジャー支援としての地域ケア会議

　また，保険者および地域包括支援センターは地域ケア会議を行うように求められ，担当地域のすべてのケアマネジャーが年に1回は地域ケア会議に参加できるように努力義務が課せられています[3)]．そこでは，ケアマネジャーが支援困難と考えるケースを地域包括支援センターと相談しながら，そのケースに関

わる関係機関や関係者，今後関わったらよいと考えられる関係機関などを招集した地域ケア会議が開催されています．

通常，地域ケア会議にかけられる事例は，ケアマネジャーだけでは解決が困難とされるものです．その困難を解決するために必要な関係者としては，大きく2つに分かれるのではないかと考えます．1つは，その利用者の情報をもっている者，これはその事例を深めるために必要不可欠な関係者です．これまで関わりのある保健・医療・福祉の専門職や担当地区の民生委員，ときにはその利用者がよく訪れる商店なども含まれます．もう1つは，その事例を解決するために必要な支援ができると考えらえる関係者です．たとえば，精神疾患があり医療受診が難しい場合は，精神障がいを支援する専門職であったり，高齢者虐待や消費者被害などの金銭搾取などの疑いがあると考えられる場合には，成年後見制度に長けている社会福祉士や弁護士，司法書士などです．

では，歯科医療従事者が参画するためにはどうすればよいでしょうか．ケアマネジャーは利用者支援を行うために，まず利用者の状態がどのようになっているか生活歴や心身の状況などを把握し，問題の解決やニーズ充足のためにどのようにすることが最も適切なのかを考えるために情報を収集し分析していきます．これを「アセスメント」といい，利用者支援には大変重要なプロセスになります．ケアマネジャーが行うこのアセスメントには国が定めた様式はありませんが，最低限押さえておくべき「課題分析標準項目」が示されています．課題分析標準項目は基本情報に関する9つの項目と課題分析に関する14の項目があります．その課題分析項目には，ADLとは別に，口腔衛生の項目と食事摂取の項目があります．

近年，高齢者に対する口腔ケアは，①口腔疾患の予防，②気道感染症の予防，③摂食嚥下機能の向上，④栄養改善などに有効であることが実証されていますが，伊藤らによる居宅介護支援事業所と歯科との連携に関する実態調査[4]においても，歯科診療所との連携について，約40％の事業所が「連携はない」と回答しており，「頻繁にある」と答えたのは6％以下という結果になっています．実際に筆者の所属する地域包括支援センターのある徳島県那賀郡那賀町では，年間60回以上の地域ケア会議を開催していますが，歯科医師や歯科衛生士が参加することはきわめて少ないのも課題です．

歯科医療従事者がケア会議に参画するには，地域ケア会議にかけられる事例の利用者に既に関わっているか，これからその利用者に関わることがきっかけとなるでしょう．そして，歯科が関わることで利用者の生活の質が向上することをケアマネジャーや地域包括支援センター職員に理解していただく，つまり個々の事例において口腔ケアの具体的な必要性を知っていただくことから始まるのではないでしょうか．

地域包括支援センター，居宅介護支援事業所など，事業者との連携

介護保険制度の要としてのケアマネジャー

　介護支援専門員（ケアマネジャー）に対しては，社会保障審議会などの場において，主に検討すべき課題として「医療との連携が十分ではない」という指摘があり，2016年度のケアマネジャーの研修制度において，医療知識や医療連携に対するカリキュラムが追加されています[1]．

　介護保険制度設立当初から医療連携に対しての苦手意識があったかのように思われますが，昨今の医療と介護の連携強化が叫ばれ，制度化されるなかで徐々にその関係は改善されている一方で，そこに歯科医療との連携が不十分であると感じています．

　居宅介護支援事業所は全国に約38,000カ所あり[2]，介護保険制度において支援が必要と認定された高齢者などに対してケアマネジメントの手法を用いて，利用者の現在の状況から望む生活を送るために，社会資源と結びつけながら支援を行うケアマネジャーが配置されています．

　居宅介護支援事業所のほとんどは小規模であり，1事業所当たりの従業員数は3.1人[3]です．そうしたこともあり，事業所単独でケアマネジャーのスキルアップを図る機会も少なく，厚生労働省による，「介護支援専門員の資質向上と今後のあり方に関する検討会における論議の中間的な整理」[2]では，ケアマネジメントの質全般が不十分であるなどさまざまな指摘がなされています．しかしながら，同報告において，ケアマネジャーは，「介護保険制度を運用する要として重要な役割を担っており，制度創設から10年以上が経過した現在，国民の間にも定着し，要介護者などにとって欠かせない存在である」，と述べられています．

地域包括支援センターの役割

　そうした背景から，2005年に改正された介護保険制度のなかで地域包括支

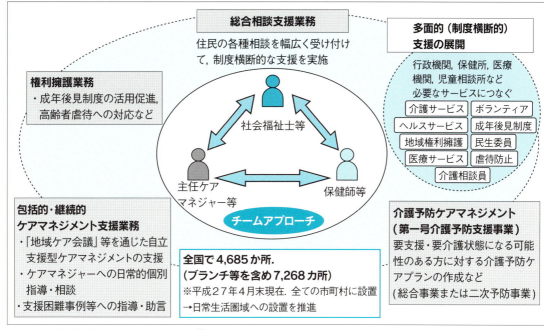

図1　地域包括支援センターについて[5]

援センターが創設され，保健師・社会福祉士・主任介護支援専門員（主任ケアマネジャー）などの専門職が配置されました．地域包括支援センターの目的は，高齢者などが住み慣れた地域で安心して過ごすことができるように地域包括ケアを推進することであると述べられています[4]．

地域包括支援センターは，**図1**[5]のように，現在，約4,700カ所設置され，専門職が主に4つの業務を行います．そのなかで主任ケアマネジャーの主な役割の一つとして，ケアマネジャーに対する支援などが求められています．

しかし，地域包括支援センターの半数が，職員の力量不足を課題としてあげており，課題がある具体的な業務として，8割弱が地域のネットワーク構築をあげています[6]．

連携者としての歯科医療従事者

そのような状況で，歯科医療との連携は重要であり，利用者の口腔ケアだけでなく，歯周病と全身疾患との関連など，共有すべきことが多いのは自明です．ですから「連携したいので，必要なことがあればご連絡ください」では，連絡がこないかもしれません．歯科医療の必要性は多くのケースであると考えられますが，歯科医療に対する認識の低さやアセスメント不足で，歯科医療にどのようなときに関わってもらえばよいかわからない，また，会議に参加してもら

う報酬についての予算等が組まれてないなどにより，連携を躊躇するかもしれません．

　たとえば，歯科医療従事者側から勉強のためにケース検討や個別の地域ケア会議に参加したいと申し出れば，連携はとりやすいのではと考えます．そこで，口腔ケアの必要性や歯科医療でできることなどを共有することで，歯科がなくてはならない存在であると気づき，定期的に参加していただくための契約などに結びついていくと考えます．

　ここで重要なのは，高齢者への介入において，単に口腔だけが改善すればよいというわけではなく，生活全体の質の改善や利用者の望む暮らしに近づくためにどのようにすればよいかを全体像をみながら考えていくことです．そこには，健康や住まい，経済や人間関係，性格などさまざまな要因が複雑に入り組んでいます．そうしたことを解きほぐしながら，健康な生活を送るために利用者の負担にならない程度にできる口腔ケアはどのようなことがあげられるか，口腔が改善することでどのような生活が送れるのかを理解してもらうとよいでしょう．

　ケアマネジャーも地域包括支援センター職員も歯科医療に多大な関心をもっています．ただその入口がわかりにくく感じていたり，今までの関わりの希薄さから，連携に対する不安はあるようです．したがって，歯科医療職側からアプローチをかけていただき，ともに地域包括ケアシステムの深化・進展を図っていきたいと考えています．

SECTION 4 地域包括ケアシステムのなかで市町村行政・保健所・公的機関の果たす役割—歯科の役割と参画

はじめに

高齢者が住み慣れた地域での暮らしを継続をするには，当事者を中心としてケアを行う家族とサービス提供事業者や医療機関などが，顔のみえる関係を構築することが重要です．さらに，自治体や各機関は地域の特性を踏まえながらスムーズに制度が運用されるよう，社会資源の整備や人材の確保・育成を支援する必要があります．

市町村の役割

地域包括ケアシステムの構築における市町村の役割のうち，医療や介護などの制度の面からは，都道府県による医療計画の策定を受けて，市町村が介護保険の実施主体として，介護保険事業計画の策定と運営を担います．まず，住民に身近な行政として，日常生活圏域におけるニーズ調査を実施し，日々の暮らしのなかで解決しなければならない具体的な課題を明確にします．その際に得られた情報をもとに，地域の実情に合った介護保険事業計画を策定，実施しつつ，3年ごとに計画の見直しを行います．

介護予防の重要性が示唆されて久しく，その対策が市町村単位で取り組まれていますが，介護サービスの給付量および要介護認定者は毎年増加の一途をたどっています．特に，要支援と要介護1という軽度の認定を受けている方が後期高齢者に多いとの報告があります．さらに，軽度要介護認定を受けたのちに重度化している割合が非常に高く，介護予防や介護状態の改善に効果が出ていないことが報告されています[1]．そのような状況に対応するため，住民に身近な市町村に必須の事業として2006（平成18）年に地域支援事業が創設されました．以前は介護保険事業のなかから，要支援者に給付していた介護予防訪問介護と介護予防通所介護が再編され，市町村による地域支援事業の介護予防・日常生活支援総合事業（総合事業）として，訪問型サービス（第1号訪問事業），

通所型サービス（第1号通所事業）が実施されています．そのうち通所型サービスでは，日常生活上の支援や機能訓練を目的とした多様なサービスが提供されています．

その一例として「栄養改善プログラム」という取り組みが実施されています．高齢者の低栄養の予防や改善を目的とし，管理栄養士が栄養ケアマネジメントを行い，日々の食事内容だけでなく，おいしく食べることや食事の準備に至るまで高齢者の「食べること」を総合的に支える仕組みになっています．

まず，事前アセスメントで該当者を抽出する過程で，口腔嚥下の項目にチェックの入った方などに対して，必要性が認められれば歯科受診が勧奨されます．口腔機能の低下を認めるなどの所見があり「口腔機能の向上プログラム」が必要と判断された方には，安全においしく食べるためのベースづくりや摂食嚥下リハビリテーションに関する専門的な支援が歯科医師および歯科衛生士により受けられます[2]．

地域支援事業では，在宅医療・介護連携推進事業として，市町村が主体となり地域の医療機関や専門職とサービス提供事業者の連携を進め，シームレスな支援体制の構築を目指します[3]．

日常生活を支えるという面からは，見守りや安否確認の体制づくり，外出・家事支援など地域で安心して暮らせる多様な生活支援・介護予防サービスの提供を制度面から支援します．また現役時代の能力や興味のある分野への活動の参加を支援する仕組みづくりなどを通して，社会参加を促進する支援体制の充実も図ります．住民に必要な社会資源の開発や，支援が必要な地域住民と社会資源をつなぐネットワークづくりなどには，生活支援コーディネーター（地域支え合い推進員）が配置されます．

保健所の役割

地域包括ケアシステムにおける保健所の役割は，「予防（介護予防，疾病予防）」への取り組みと「医療・介護連携の推進」などがあげられます．

保健所は，各種専門職（医師，歯科医師，薬剤師など）の配置や職能団体（医師会，看護協会，歯科医師会，薬剤師会，栄養士会など）とのつながりはもちろんのこと，地域の介護・福祉施設とのかかわりも深く，さまざまな事業を通じて住民組織や患者・家族団体とも顔のみえる関係を築くことが可能です．そのため，在宅医療・医療介護連携・地域包括ケアを推進するうえで，中立・公正な立場からの調整機能が発揮できます[4]．地域のさまざまな社会資源の有機的な連携が可能であるというメリットを生かし，在宅医療推進事業[5]を全国的に実施しています．

1. 地域の医療・福祉資源の把握および活用
2. 会議の開催
3. 研修の実施
4. 24時間365日の在宅医療・介護提供体制の構築
5. 地域包括支援センター・ケアマネジャーを対象にした支援の実施
6. 効率的な情報共有のための取り組み（地域連携パスの作成の取り組み，地域の在宅医療・介護関係者の連絡様式・方法の統一など）
7. 地域住民への普及・啓発

　前述の会議の開催や研修の実施においては，多職種の顔のみえる関係づくり，関係機関が担う役割の共有，地域ニーズ・課題の共有，多職種の資質向上などを目的とし，市町村をはじめとして，直接支援やサービスを提供する関係機関や団体とのコミュニケーションを図りながら，必要に応じて共催や後援を行うものと示されています．

　また市町村事業の在宅医療・介護連携推進事業では，関係機関が連携し，多職種協働により在宅医療・介護を一体的に提供できる体制を構築するために，都道府県・保健所が支援し，地域の医師会などの関係団体，病院などと緊密な連携のもと進めること[6]と明記されています．

歯科の役割と参画

　これからは，効果的な介護予防対策を目指して，市町村主体で地域の実情に合った柔軟な取り組みが期待されています．歯科医療従事者が介護保険制度のなかで，介護予防および要介護状態の軽減や悪化を防ぐという役割を担っていくというのは従来から変わりありません．

　在宅療養されている方のなかには，口腔内に歯科診療の必要性がありながら歯科診療所につながっていないケースが散見されます．しかし，地域で活躍するケアマネジャーや介護職は，医師や歯科医師に対して敷居が高いというのが本音です．

　連携の第一歩は，顔のみえる関係をつくることが大事です．それでは具体的にはどのようにすればよいのでしょうか．

　たとえば，介護支援専門員協会や居宅介護支援事業所，訪問看護ステーションなどの在宅介護や，地域での生活を支援する職種などの職能団体が開催する研修会や講演会のときに，パンフレットなどの配布を行い広く周知するのも効果があると思われます．どこの歯科医院の先生が訪問診療されているとか，訪問可能な地域や対応可能な状態などがあらかじめわかっていると，依頼しやすく頼りになります．

ケアマネジャーは，利用者に治療の必要性を認めると，従来のかかりつけ医では対応が困難な場合，訪問診療が可能な歯科診療所探しから始まります．訪問診療の機会には是非，ケアマネジャーにも同席していただいたらどうでしょうか．対象者の一般状態や診察時の状態などの情報を共有することで，さらなるニーズを発見することもあります．

参考文献

Section 1 — 地域包括ケアシステムの中で連携するメリット
1) ディーン・H・ヘプワース, ロナルド・H・ルーニー, グレンダ・デューベリー・ルーニー, ほか. ダイレクト・ソーシャルワーク：対人支援の理論と技術. 明石書房, 2015.
2) 第7期科学技術学術審議会　安全安心科学技術及び社会連携委員会（2014年）. リスクコミュニケーションの推進方策. 2014.

Section 2 — 地域ケア会議など，地域ネットワークへの参入の秘訣
1) 厚生労働省. 地域包括支援センターの設置運営について, 平成18年10月18日厚生労働省老健局振興課長ほか連盟通知. 最終改正：平成25年3月29日.
2) 一般財団法人長寿社会開発センター. 地域ケア会議運営マニュアル. 2013.
http://www.nenrin.or.jp/regional/pdf/manual/kaigimanual00.pdf
3) 厚生労働省. 地域包括支援センターの設置運営についての一部改正について. 厚生労働省老健局振興課長ほか連盟通知. 平成28年1月19日.
4) 伊藤　奏, 相田　潤, 若栗真太郎, ほか. 居宅介護支援事業所と歯科との連携に関する実態調査および連携の要因についての調査, 老年歯学. 2012；27(2)：114-120.

Section 3 — 地域包括支援センター，居宅介護支援事業所など，事業者との連携
1) 介護支援専門員の資質向上と今後のあり方に関する検討会. 介護支援専門員の資質向上と今後のあり方に関する検討会における論議の中間的な整理. 2013.
2) 厚生労働省. 平成26年介護サービス施設・事業所調査の概況. 2015.
3) 株式会社三菱総合研究所. 居宅介護支援事業所及び介護支援専門員業務の実態に関する調査（平成25年度厚生労働省老人保健事業推進費等補助金）. 2014.
4) 一般財団法人長寿社会開発センター. 地域包括支援センター運営マニュアル. 2015.
5) 厚生労働省. 地域支援事業の推進. 社会保障審議会 - 介護保険制度部会資料. 2016.
6) 株式会社三菱総合研究所. 地域支援事業の包括的支援事業及び任意事業における効果的な運営に関する調査研究事業（平成27年度老人保健事業推進費等補助金）. 2016.

Section 4 — 地域包括ケアシステムのなかで，市町村行政・保健所・公的機関の果たす役割 歯科の役割と参画
1) 高齢者リハビリテーション研究会. 高齢者リハビリテーションのあるべき方向. 2004.
2) 厚生労働省老健局振興課. 介護予防・日常生活支援総合事業の基本的な考え方.
3) 都道府県在宅医療・介護連携担当者・アドバイザー合同会議, 厚生労働省老健局老人保健課. 在宅医療・介護連携推進事業について. 平成27年3月9日.
4) 惠上博文, 石丸泰隆, 成木弘子. 地域における医療介護連携の展望. 保健医療科学. 2016；65(2)：154-165.
5) 厚生労働省医政局長. 地域医療再生基金（2012年度第一次補正予算）の活用について. 2013年2月28日.
6) 厚生労働省老健局老人保健課. 在宅医療・介護連携推進事業について. 2015.

Chapter 3

地域包括ケアシステムで
治療する

在宅歯科医療とその目標

地域包括ケアシステムにおける在宅医療の必要性

　地域包括ケアシステムは，誰しもが住み慣れた場で終生暮らしていけるよう，中学校の学区程度の小地域ごとに，医療・介護・予防と生活支援を切れ目なく一体提供する体制を構築する構想です．並行する地域医療構想は，限られた医療資源の効率的利用を目指すもので，二次医療圏ごとに人口動態や有病率から将来の医療ニーズを予測し，機能分化と医療機関の連携により急性期医療の強化を進めます．これらがいわば車の両輪となり，地域の特性に合った「ご当地医療」の仕組みがつくられようとしています．

　国の専門調査会は，2013（平成25）年時点の病床数134.7万床に対し，2025（平成37）年の必要病床数を115～119万床と推計する一方，「一般病床，療養病床以外でも対応可能な患者」を「在宅医療等で追加的に対応する患者」とみなし，その数を29.7～33.7万人と見込んでいます（図1）．高齢化の進展に伴う在宅医療の対象患者数は，2014（平成26）年における75歳以上の12.5％から，2025年には18.1％にまで増大すると推計されていることも忘れてはなりません（図2）．「病院完結型」の医療から，地域で治し支える「地域完結型」の医療に転換するということは，地域がこうした患者の受け皿になることにほかならず，介護保険施設などの定員の適正化と併せて，在宅医療の拡充は最も緊要の課題といえるでしょう．

在宅歯科医療に係る社会保険制度

　居宅や施設など患者をその生活の場に訪問し，歯科医療を提供するのが在宅歯科医療です．医科と異なり，歯科の診療報酬は訪問診療と往診を明瞭に区別しませんが，それでも「歯科訪問診療」が治療計画に基づく継続的な歯科医療提供を旨とすることに違いはありません．かつて歯科訪問診療の対象は「常時寝たきりの状態等」とされ，医科を含めた同時期の外来受診が算定上問題視されることがありました．この不合理な規定はすでに廃されましたので，たとえ

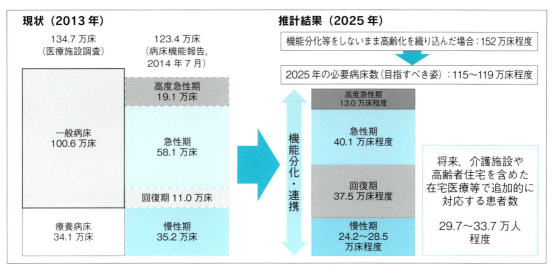

図1　病床機能分化に伴い追加的に増大する在宅医療の対象患者数[1]

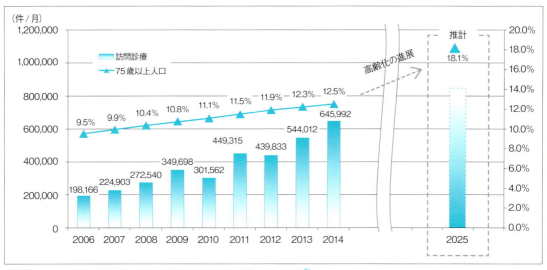

図2　人口の高齢化進展に伴う在宅医療対象患者数の自然増[2]

ば歯科訪問診療中に在宅での歯科医療の範疇を超える治療が必要になれば病院や診療所に搬送し，そこでの治療後は再び在宅診療を続けることが認められています．

歯科訪問診療料は，患者が療養中の屋内で診療を行った場合に算定しますので，診療チェアを備えた診療車で乗り付け，その中に患者を移動して診療を行う場合には算定できません．歯科診療科以外を標榜する病院等に入院患者を訪問して歯科医療を提供する場合や，歯科診療科の入院患者を訪問し，そこの歯科医師と連携して周術期口腔機能管理を行う場合にも算定しますが，「特別の関係にある施設等」（84頁参照）を訪問した場合は算定できません．

要介護者が対象である場合，医療の一部が介護保険の給付対象であることにも注意が必要です．介護の必要性に応じて提供される医療サービスは，介護保険の給付対象とするという考え方に基づくもので，医療保険と介護保険で同一のサービス提供が可能であれば，介護保険の給付を優先することが定められています．

　このところの歯科診療報酬改定では，かかりつけ歯科医機能の評価を新設したり，在宅歯科医療，チーム医療，医科歯科連携の推進に向けた新たな加算を設けたりと，地域で治し支える医療の確立に向けた取り組みが盛んです．なかでも「かかりつけ歯科医機能強化型歯科診療所」や「在宅患者訪問口腔リハビリテーション指導管理料」の新設は，地域完結型医療における歯科医療提供体制の構築に向けた一歩というべきでしょう．栄養サポートチームに院内外の歯科医師が参加した場合を評価する「歯科医師連携加算」や，歯科のない病院の入院患者や介護保険施設の入所者に対し歯科訪問診療を行う歯科医師が栄養サポートチームなどに加わり，その結果に基づいて歯科訪問診療を行った場合を評価する「栄養サポートチーム連携加算」は，新たに歯科医師の栄養管理への参画を促すものとして注目されます．

在宅歯科医療の特徴と目標

　在宅歯科医療は，患者の生活の場で行う医療です．衛生レベルが不十分で，十分な感染対策も一般には困難です．歯科診療チェアで患者の体位や歯科医療者の姿勢を自在に設定することもできません．そこで身体機能や予備能力が低下した患者を治療するわけですから，安全が確保できる範囲で限定的な治療目標を設定することが肝要で，具体的には普通抜歯や消炎目的の切開までが治療範囲と心得るべきです．必要があれば，設備の整った病院などへの搬送を検討することをためらってはなりません．歯科処置の実施のみならず，治療中の急変への対応にも，かかりつけ医との連携が大切です．もちろん救命を要する場合には，ただちに救急車の出動を要請します．

　要介護高齢者では，介護者などによる適切な継続的介入なくして口腔衛生状態や口腔機能の悪化や低下が免れないとすれば，歯科疾患の治療のみを行っても持続的な効果は期待できず，それゆえ疾患の治癒それ自体は診療目標になりえません．口腔衛生状態を維持してこそ，歯科疾患や誤嚥性肺炎の予防に寄与できますし，食やコミュニケーションに関わる口腔機能の維持向上を果たしてこそ，栄養状態や社会性の改善，ひいてはフレイル予防や要介護状態の進行予防に貢献できます．患者個々の状態や状況に即した最善の口腔衛生管理法，口腔機能管理法を工夫し，実践することを在宅歯科医療の目標と捉えれば，外来

診療には求めるべくもない長所が立ち現れます．多くを介護者に委ねる要介護者の口腔衛生管理では，生活の場に赴き，介護の状況などの療養環境をつぶさに知ることは，口腔清掃の場所や適切な器具などを含む具体的な指導を行ううえで好都合です．

　歯科が病院や施設の栄養サポートチームなどへの参画が促されていることはすでに記しましたが，栄養管理における歯科医師の寄与は歯科疾患の治療や欠損補綴などによる口腔構造の形態的回復，それに伴う口腔機能の回復ばかりではありません．廃用の進んだ高齢者で，顎口腔の運動機能や唾液分泌に関わる自律機能の回復を図るのは困難です．しかし，生体の機能を評価する歯科医師と，機能に応じた食形態を提案する栄養士等が連携すれば，残余の口腔機能に調和した食形態を提案し，栄養充足や QOL 維持が図れます．連携をより豊かなものとするには，地域の専門職種の核となる介護支援専門員（ケアマネジャー）を中心に，他職種間で顔のみえる関係を構築することです．歯科保健上の問題を抱えた要介護高齢者をより早期に歯科医療者につないでいただければ，歯科保健のレベルもそれだけ向上するでしょう．

　歯科診療所の「主」である歯科医師が「客」である患者を自院に迎えて行うのが外来診療であるとすれば，歯科医療者が「客」として患者をその生活の場に訪ねるのが在宅歯科医療です．この主客逆転が思いのほか患者に大きな安心を与えることが多いことも，虚弱な高齢者に安全な歯科医療を提供するうえで重要な利点です．

在宅歯科医療実践上の工夫

　いくら治療内容が限定的といっても，在宅歯科医療で必要な機材をすべて帯同するのでは，診療所と在宅等間の移動だけでもひと仕事です．訪問先の患者に必要なものを選んで持参できるよう，平素より準備を整えることです．筆者らの設備はやや旧式で大型ですが，1 回の訪問で運搬する器材が 20 kg を超えることはごくまれです（図 3）．患者が車いす使用の場合，背板に固定する簡便な按頭台を持参すると，患者の頭位の安定にいくぶん有用です．

　生活の場で治療を行う在宅歯科医療では，生活空間の汚染対策を怠ってはなりません．切削は透明なボックスや樹脂バッグ内の閉ざされた空間で行い，体液で汚染された切削片はその内部で回収するなどの工夫を用います．

地域包括ケアシステムにおける歯科の役割

　地域包括ケアシステムの設計段階の資料をひもといても，歯科の立ち位置や

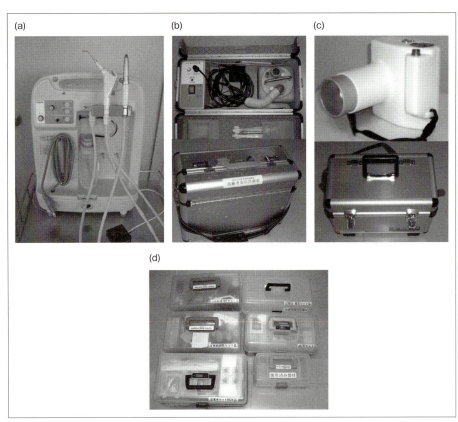

図3 歯科訪問診療で用いる器材
(a) エンジン10.5kg, (b) バキューム6.0kg, (c) X線撮影装置6.0kg, (d) 基本セットなどのボックスは1.3〜4.9kgである. 当日の必要なものを選べば, 器材が20kgを超えることは少ない

関与を具体的に描いた箇所を見つけることはできません. しかし, 歯科医療者の地域での活躍は, さまざまな制度によってすでに促されています. かかりつけ患者の認知機能低下の徴候にすばやく「気づき」, 時期を移さずかかりつけ医に「つなぎ」, かかりつけ医と連携した口腔機能管理などで認知症罹患後の患者の生活を「支える」ことや, 地域包括支援センターが開催する地域ケア個別会議に参加することなど, 歯科医療者が同じく地域包括ケアシステムの構成員である他職種と連携し, 地域住民の生活を支える場面は, 今後ますます多様化するに違いありません.

Chapter 3 ─ 地域包括ケアシステムで治療する

訪問歯科診療の準備と治療に対する考え方

訪問歯科診療で準備すべき事項

　訪問歯科診療を行ううえで，まず，訪問歯科医は総合医であるという心構えが必要です．歯科の治療を行うだけでなく，その後の家庭での生活のなかで心がけておく必要のあることや，療養上の注意など，患者の全身状態にも注意をして総合的な指導を行う必要があります．また，患者の身体的な問題にとどまらず，患者やその家族の精神的な苦痛についても理解し，患者やその家族の心や生活に寄り添う一面もあるということを念頭に置いておくことが訪問歯科医には必要です．

　訪問歯科診療は診療室を出て地域のなかで歯科診療を行います．そのなかで他の職種と十分に連携を図ることが患者のADLの向上につながります．医科の主治医を中心に，訪問看護師，薬剤師，リハビリテーション職種，介護職種など多くの職種があり，それぞれと連携を行う必要があります．これらの職種と個別にやり取りを行うことはあるものの，一同そろって話をする機会は少なく，そのまとめ役となる介護支援専門員（ケアマネジャー）と十分な情報共有を行うことで，そこから各職種の情報を得たり，こちらの情報を発信したりすることが可能です．訪問前にできるだけたくさんの情報を揃え，事前準備を行うことで，患者やその家族とのコミュニケーションも良好に開始することができます．

　また，訪問歯科診療が必要な患者は何かしらの慢性疾患をもっていることがほとんどで，患者の全身的な情報はケアマネジャーからの情報に加え，主治医へ初回の訪問歯科診療前後に対診を行うことで把握できます．特に患者が服用している薬については歯科疾患に影響を与える薬や歯科治療に影響がある薬だけでなく，認知機能，身体機能にもどのような影響を及ぼしている薬なのかを知っておく必要があります（表1）．

　介護や医療の基本は患者本人の意思が重要ですが，本人の理解や意思決定が十分ではない場合も多く，キーパーソンにも訪問歯科診療について理解をしていただく必要があります．特に離れて住む家族が診療報酬の支払いを行う場合

表 1　対診で聞いておきたい情報

服用薬	認知機能への影響 身体機能への影響 摂食嚥下機能への影響
現病歴	発症からの経過時間や経過の把握
血液検査データ	プロトロンビン時間（PT），トロンボテスト（TT），HbA1c，アルブミン，CRP など
感染症	肝炎，HIV，疥癬，MRSA など

などもあるため，事前にケアマネジャーから情報を得てキーパーソンへ連絡をしておく必要があります．診療室から離れるために事務的な準備も重要で，訪問車の駐車場所の確保が可能かどうかや診療報酬の支払い方法も明確にしておく必要があります．駐車場所については，条件がそろえば警察へ届け出て駐車許可証を得ることもできます．

訪問歯科診療を行った後は治療の経過や現在の口腔内の状態，家庭で注意すべきことなどをケアマネジャーへ遅滞なく報告を行います．

器材と治療内容の組み立て

器材について

訪問歯科診療では診療室で用いる材料や器材だけでなく訪問歯科診療用のポータブルの器材を用いて行います（図 1 〜 2，表 2）．患者は慢性疾患をもっている場合が多く，可能であればポータブルの心電図モニタがあればより安全な治療を行うことができますが，最低限，血圧計やパルスオキシメータなど簡易的に患者の状態を知るための機器は携帯しておく必要があります．また，嚥下のスクリーニングや呼吸状態の把握のため，聴診器を持参することもあります．

訪問歯科診療は基本的には計画的に行うので，治療計画に合った器材を持参して行えばいいですが，初診時には事前に聞いている主訴が的確ではないことが多く，急な対応も考慮し対応可能なすべての器材を持ち運ぶ場合もあります．特にポータブル歯科用 X 線装置は急な診断が必要になる場合も多いので，携帯しておいたほうがよいです．

治療の組み立て方

在宅高齢者では口腔機能の低下により，自浄作用が低下し口腔衛生状態の悪化を認めたり，経口摂取が困難になったりします．訪問歯科診療を開始する際

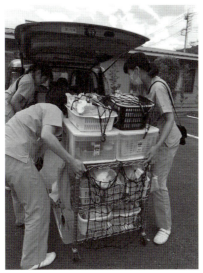

図1 訪問歯科診療時の荷物の積み込み

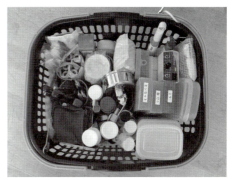

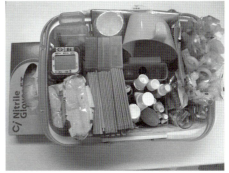

図2 訪問歯科診療の荷物
滅菌可能なものは可能な限り滅菌を行い，ディスポの材料も効率よく用いて治療やケアを行う

表2 訪問歯科診療であれば便利なもの

	持っていったほうがよいもの	あると便利なもの
全身管理	緊急薬品 酸素 血圧計 パルスオキシメータ	心電図モニタ 聴診器
歯科治療	ポータブル歯科用X線装置 吸引器 ポータブルエンジン	ポータブルユニット

にはまず患者の主訴をできるだけ取り除くとともに，口腔機能の低下を念頭に置いて計画を立て，対応をしていくことが必須となります．高齢者で多い「義歯が合わない」という訴えも，顎堤の状態のみではなく，周囲の筋力や認知機能なども考慮し，新製を勧めるのか，調整で対応するのか，また義歯を使わないことを勧めるのか判断するのも歯科医師の仕事です．齲蝕の治療についても同様で，進行していない，症状のない齲蝕の治療をどう考えて行うかは患者の現在，治療中，治療後，1年後のADLを十分検討しておく必要があると考えます．そのためには患者の疾患を理解し，その予後を予測することが重要となります．

歯科が対応する患者・疾患の特徴とそれに対する準備や治療の組み立て

在宅で歯科が対応する患者の主な慢性疾患としては認知症，脳血管障害，骨折，パーキンソン病や筋萎縮性側索硬化症などの神経難病，がん（特に終末期のがん患者）などがあります．

認知症

認知症患者のなかでも多くみられるアルツハイマー型認知症では，中核症状といわれる認知症の中心的な症状が記憶障害程度である初期の頃は，大きな問題は出てきません．しかし，中期になると自分の置かれている状況の判断ができなくなる見当識障害や，行動を自立して有効に果たせなくなる実行機能障害が出てきます．その頃になると，口腔清掃道具の使い方がわからなくなって，口腔清掃の問題が生じたり，食具がうまく使えなくなり食事の問題が出てくることがあります．口腔清掃状態の急激な悪化から認知症の進行を疑う症例も少なくありません．そればかりではなく，義歯の使い方がわからなくなり，今までは問題なく出し入れできていた義歯の取り扱いができなくなったり，突然義歯の使用を拒否しだしたりすることもあります．

また，認知症の初期の段階からもみられますが，特に中期になると中核症状のほかに環境や心理状態の変化によって周辺症状（BPSD）が出てくることがあります．認知症の周辺症状は人それぞれさまざまな症状が起こることが考えられますが，訪問歯科診療を行ううえで注意が必要な症状も多くあるので注意が必要です．後期になってくるとさらに脳の萎縮は進行し，高次脳機能障害といわれる失行・失認・失語などの症状が現れる場合があります．また，脳の萎縮により運動機能も低下し，寝たきりになる場合もあります．食事の場では口を開けなくなったり，覚醒も悪くなり嚥下反射の遅延もみられるようになります．

認知症のなかでもレビー小体型の認知症はパーキンソン症状により嚥下障害が早期からみられることがあります．パーキンソン症状による嚥下障害では咽頭期の嚥下反射の遅延に加え，オーラルディスキネジアのような口腔の不随意運動や無動での咀嚼や送り込みの障害が起こりやすいです．また便秘も多く，それが原因での食思不振など摂食嚥下へ影響を及ぼす場面が多くみられます．

認知症は経過も含め個々の差がとても大きい疾患なので，進行の状況をよくみて，患者家族にはどのように食事や口腔に問題が出てくるのかじっくり時間をかけて説明をしていくことが大切です．

脳血管障害，神経難病

　脳血管障害の一部や神経難病患者は早いうちから摂食嚥下機能に問題が生じることが多く，摂食嚥下機能の維持向上を中心に計画を立てていく必要があります．その場合は，正しい評価を行って，多職種と情報共有しながら生活やリハビリテーションを根幹とした連携が必須となってきます．

　特に脳血管障害の嚥下障害は，急性期では経口摂取が全く困難な例でも，特別なリハビリテーションを行わなくても経過とともに経口摂取が可能になっている場合があるにもかかわらず，経管栄養のままである患者も多いです．「本当に経口摂取困難な患者」と「本当は経口摂取ができるであろう患者」を見極めることも必要になってきます．また，脳血管障害患者に関しては，受傷直後は多くの患者では経口摂取ができず点滴や経管栄養を行っていた経緯も多く，その期間が長かった患者では口腔環境も悪化し，ADL がある程度回復した後でも齲蝕や歯周病などの歯科疾患が進行してしまっていることも少なくありません．その場合は患者の ADL に合わせて必要な歯科治療を行っていきます．

　神経難病患者も疾患の進行具合や口腔機能の変化に合わせ，中長期的な計画を立て，全身状態に加えて摂食嚥下機能への対応をベースに，ステージに合わせた対応を行っていきます．

骨折

　骨折のうち腰椎の圧迫骨折では円背が著明となり，横になることが困難な患者もいます．その場合は無理に背中を伸ばしたり寝かせたりすることが大きなストレスになる場合も多く，下からのぞき込むような姿勢での治療やケアが必要となります．また，肩甲骨周囲の可動性がかなり低下するため，上肢の可動性の変化や呼吸の状態にも注意が必要です．

がん，終末期

　最近はがん患者の在宅での看取りも増えています．がん終末期の患者では経口摂取が困難となり，口腔内の乾燥や剥離粘膜上皮の蓄積，免疫力の低下によって口腔カンジダ症を起こしたりもします．また，口腔がん末期の口腔清掃は経験の少ない訪問看護師も多いため，定期的に口腔ケアを行うだけでなく，訪問看護師への清掃指導も併せて行うことが重要です．

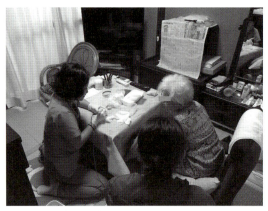

図3　訪問歯科診療の風景

表3　在宅での診療のコツ

認知症の分類・進行度に合わせた対応を行う
多職種の情報共有を行う
ケアマネジャーへの情報提供を遅滞なく行う
食事摂取の状況や栄養状態には常に注意を心がける
患者のストレスを軽減するため一番楽な姿勢での治療を行う

おわりに

　疾患によっての細かい対応は異なってきますが，共通していえることは，他の職種と十分連携し得られた情報から予後についての予測を行い，そのステージに合わせた治療や指導を行うことが，訪問歯科診療において最も重要なことであると考えます（図3，表3）．

歯科的対応の実際

口腔ケア

　高齢者が住み慣れた地域で生活を続けるために，口腔ケアはとても重要です．なぜなら，肺炎が高齢者の死亡原因の第2位であり，その原因の9割以上が誤嚥性肺炎だからです．誤嚥性肺炎を減らすためには，口腔内の細菌を減少させ，会話や摂食嚥下などの口腔機能を維持するための口腔ケアがとても重要です．

口腔ケアの原則・手順

　口腔ケアの原則は，口腔内の細菌数を減らす**保清**と，そのあとの口腔乾燥を防ぐための**保湿**です．ケアの際に留意することは，処置中に誤嚥させない適切な体位の保持，汚染物を効果的に除去するためのケアの手順です．最初に分泌物や食渣などを吸引あるいはスポンジブラシにより除去し，歯面ならびに口腔粘膜を機械的に清掃してバイオフィルムを破壊し，その汚染物を回収して口腔全体を清拭し，保湿します（**図1，2**）．

患者の状況に応じた口腔ケア

　高齢者が健康を害し，入院となる流れを考えてみましょう．まず，健康な状態から→①急性期病院に入院→②回復期病院に転院→③退院して自宅あるいは介護施設やグループホームで生活を送る→④いずれは終末期を迎える，という流れが予想されます．おのおのの状況下における口腔環境には特徴があり，口腔ケア時に留意することが変わってきます．

　①急性期病院では，患者は意識障害や呼吸不全で救急搬送され，口腔内は著しい汚染状況にあります．吐物・分泌物・喀痰の摘出を十分に行い，呼吸路を確保するケアが必要となり，舌根部から咽頭部まで保清することが要です．この時期は生命の危険もあるため全身状態を把握し，ケア中に急変させないよう配慮が必要です．また人工呼吸関連肺炎防止のためのケアも重要となります．

　②回復期病院では，全身状態は比較的安定して経口摂取ができるようになり，自浄作用も改善してきます．セルフケアも可能になるので，口腔保清の介助と摂食嚥下のためのリハビリテーションの要素を含むケアが必要となります．経

図1　口腔ケア時の体位（安全かつ患者が楽な体位）

体位

① 座　位：姿勢保持が可能な患者に限る．
② ファーラー位（上半身を約45°起こした体位）もしくは
　セミファーラー位（上半身を20〜30°起こした体位）(a)．
③ 側臥位：①②が無理な場合（b）．
　さらに麻痺を有する際は麻痺側を上に，健側を下にする．

頭位

頸部前屈にして気道を圧迫し誤嚥を防ぐ（c）．
（枕やクッションで調整）

(a)
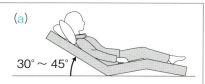
30°〜45°

(b)
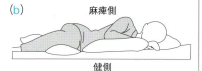
麻痺側
健側

(c)
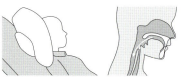

図2　口腔ケアの手順

①汚染物や食渣の吸引・回収

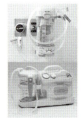

吸引装置　排唾管　スポンジブラシ

②歯面や口腔粘膜の機械的清掃

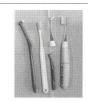 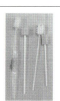

各種ブラシによる歯面の清掃と粘膜ブラシやスポンジブラシによる粘膜の汚染・痂疲の清掃

③汚染物を再回収・口腔内の清拭

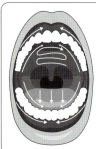

水で湿らせて絞った状態のスポンジブラシを後方から前方に軽圧で回転させながら動かし清拭する．
スポンジブラシ汚染時には再度水洗して使用し，口腔内全体をくまなくふき上げる．

④保湿処置

患者の口腔内の状況に応じて保湿剤，ワセリン，アズノール軟膏などを塗布

管栄養の患者では自浄作用は低下したままなので，医療者が口腔ケアを行うことで適切な刺激を与え，口腔機能の向上を目指します．

③各種施設や在宅では，本人や家族を含む介護者に口腔保清を促すような助言や指導，定期的な診察が必要となります．

④終末期には，全身の病態悪化や，脱水，低栄養，免疫低下，口呼吸により著しい口腔乾燥を呈し，摂食嚥下はもちろん会話も不能な状態となり，生活の質が著しく低下します．この時期には緩和的な口腔ケアが必要とされ，感染予防のためのケアはもちろんですが，一口の飲水や食事が大切な楽しみとなり，患者とその家族にとって精神的苦痛を緩和する意味も生じてきます．

高齢者の環境の変化に沿って，口腔ケアに携わる職種はそれぞれの環境においてさまざまですが，口腔環境の悪化は即座に全身状態の悪化につながるので，病院歯科医やかかりつけ歯科医，看護師や介護士，言語聴覚士など，職種間で連携をとり，高齢者のおかれた環境が変化しても関わりをもち続けられるような，シームレスな口腔ケアの実施や見守りが行えるシステムづくりが今後の課題です．

Chapter 3 地域包括ケアシステムで治療する

SECTION 4

歯科的対応の実際

摂食嚥下指導

　高齢化の進展に伴い，嚥下障害患者はさらに増加することが予想されます．嚥下障害は誤嚥性肺炎の発症リスクを高めるだけでなく，脱水や低栄養状態を引き起こし，その結果，老年症候群を発症する可能性もあります．重度の嚥下障害患者に対しては，経管栄養や胃瘻などの代替栄養を検討し，まずは必要な量の栄養を確保することが重要です．しかし，嚥下障害患者にとって「口から食べること」は誤嚥性肺炎のリスクである反面，最も有効な嚥下訓練であることはすでに知られています．経口摂取が許可されている患者に対しては，嚥下内視鏡検査や嚥下造影検査，食事場面の観察などから嚥下機能を評価し，その機能に合った食品の調整や飲み込み方の工夫をすることによって，安全に食べることが可能となります．ここでは，食事場面において比較的多くの嚥下障害患者に適応できる，誤嚥予防に有効な方法をいくつか紹介します．

食品の調整

食品の選択

　嚥下食として適する食品の特徴としては，①軟らかく密度，性状が均一である（ゼリーなど），②適当な粘度があってバラバラになりにくい（全粥など），③べたついていない（絹ごし豆腐など）があります[1]．
　反対に，嚥下食として適さない食品の特徴としては，①硬くパサパサして咀嚼しにくいもの（おからなど），②粘膜にくっつきやすいもの（餅など），③異なる性状が混在したもの（高野豆腐など）があります[1]．患者の機能に合った食品を選ぶことで，食塊形成の障害を代償し，口腔および咽頭への残留や窒息・誤嚥を防ぐことができます[2]．必要量の食事が摂取できない場合には，高カロリーゼリーなどで補うことも必要です．

増粘剤（とろみ剤）の使用

　増粘剤の使用は，嚥下反射が遅延している患者に対して有用です．とろみを付けすぎると逆に飲み込みにくくなってしまうため，その濃度は水分量に対し

図1　頸引き嚥下

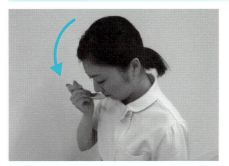

腹部を覗き込むように，頸部を緩やかに屈曲させる

0.5～3.0%の範囲で調整します．

飲み込み方の指導（工夫）

嚥下の意識化

認知機能が低下している患者では，テレビを消す，カーテンを引くなど，食事に集中できる環境を整えます．「一口ずつゆっくり飲み込みましょう」などの声かけをすることが重要です．

一口量（1回で口に入れる量）の調整

一口量が多すぎると誤嚥のリスクが高まるため，少量から開始して徐々に増やしながら，その患者に合った安全に嚥下できる一口量を探っていきます．

頸引き嚥下

頸部を前屈した状態で嚥下することにより，咽頭への食物の残留が軽減します．「おへそを覗き込むように」などと声かけし，頸部を緩やかに屈曲させます（**図1**）[2]．

複数回嚥下

1回嚥下した後，咽頭残留を除去して誤嚥を防止するために，自覚的な残留感がない場合でも「もう1回唾を飲み込んでください」と空嚥下を指示します．

交互嚥下

パサつきのある食物の後にゼリーやとろみ付きの水分を摂取する，というように，異なる性状の食塊を交互に嚥下することで口腔や咽頭への残留が除去されます．

SECTION 5 歯科的対応の実際

義歯治療

有 病高齢者に対する義歯治療の流れ（図1）

　加齢とともに口腔内の環境の変化に対応する能力は低下し，特に認知症患者ではその傾向が顕著で，新しく義歯を製作してもそれを使用することができないことも少なくありません．したがって，有病高齢者に対する義歯治療では，新たな欠損が生じたり，義歯が破損した場合でも，まず患者の負担が少なく口腔環境が変わりにくい修理やリラインなどで対応できないか考えます．しかし，どうしても新義歯を製作しなければならない場合には，口腔内環境を可及的に変化させないことを念頭に置いて義歯をデザインします．ただし，口腔内環境の変化に対する順応性が著しく低下している場合には，多少の機能の低下が予想されても，修理やリラインで対応するほうがよい結果が得られます．また，義歯製作の前処置として，抜歯や根管治療，歯冠修復が必要なこともありますが，症状がなければ患者の体調や体力を考えて残根上の義歯とすることもあります．重要なことは，患者の身体的・社会的状態を考慮したエンドポイントを設定することです．

義 歯修理，リライン時における注意点

　治療に際しては，長時間の診療に耐えられず，安定して開口状態を維持できない患者が少なくありません．患者の体調の急変や誤飲・誤嚥を防止するために，増歯やクラスプの増設など，簡単な修理以外は間接法を用いたほうがよいでしょう．また，リラインは直接法で行うことがほとんどですが，しっかり咬合することができない場合には顎位がずれたり，硬化までの保持圧不足のために義歯床が厚くなったりします．材料の流動性に注意するとともに，術者が下顎に手を添えて介助することも必要です．なお，材料が咽頭に流れ込まないように，細心の注意を怠らないようにしてください．

義 歯設計・製作における注意点（図2）

　義歯床の外形，咬合高径，人工歯排列位置，研磨面形態などは可能な限りこ

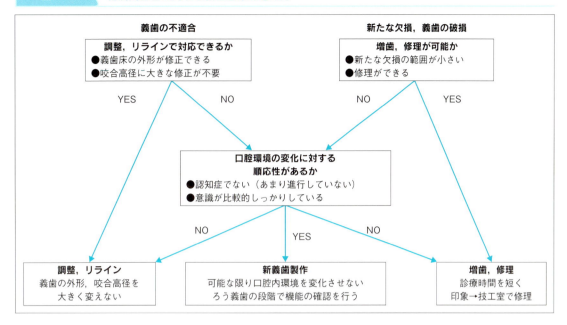

図1　有病高齢者に対する義歯治療の考え方

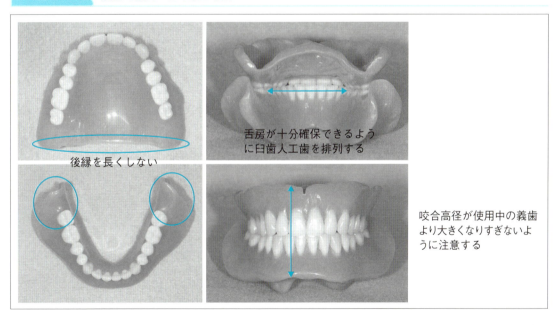

図2　義歯の設計における注意点

れまで使用していた義歯と変わらないように，かつ，口腔機能が向上する（低下しない）設計を考えます．

　義歯床の外形に関しては，上下義歯の後縁を延長すると違和感が現れやすいので慎重に行う必要があります．しかし，それ以外は極端に床面積を大きくしない程度であれば，義歯の維持安定を優先しても問題ないでしょう．人工歯排

図3　トレーレジンで製作した上顎の複製義歯（左）と採得した印象（右）

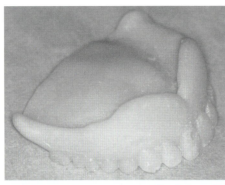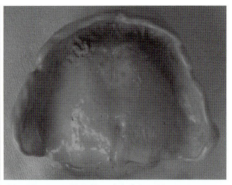

印象材硬化時の保持する咬合力が弱い患者では印象材が厚くなり，結果的に咬合高径が大きくなってしまいやすい．印象材の流動性を標準より大きくし，咬合印象時に術者が誘導・介助することも必要

列位置も違和感に大きく影響します．使用中の義歯より舌房を狭くしないように注意してください．咬合高径，研磨面形態の変化は違和感だけでなく，嚥下機能の低下，誤嚥，窒息につながります．咬合高径を高くしたり口蓋形態を変化させると，嚥下時の舌接触圧が低下することがあります．咬合採得やろう義歯試適時に唾液嚥下や舌圧の測定を行うなどをして，必ず嚥下機能の確認をしてください．

　全部床義歯の場合には，複製義歯を用いることにより，少ない治療時間で口腔内環境を変化させない義歯が製作できます（図3）．

　高齢者はさまざまな疾患をもっており，なかには手指が思うように動かせない患者も少なくありません．患者自身が義歯を着脱できるように，手指の機能を考慮した義歯の着脱方向，クラスプの位置，維持力を設定することが求められます．たとえば左片麻痺の場合には，右のクラスプだけで義歯を外すことができるように着脱方向を設定します．また，維持力が十分であっても，指を掛けやすいところにクラスプを余分に設置したり，頰側研磨面にレジンの突起を付けて指が掛かりやすくすることもあります（図4）．新義歯装着直後で義歯に慣れていないときには，維持力を弱く設定して，着脱に慣れるにつれて維持力が大きくなるように調整します．また，患者自身が着脱できない場合には，誰が介護をしているのかを確認し，介護者の義歯管理能力を考慮することも必要です．なお，冠やブリッジが脱離しかけていても気がつかないことが多いので，義歯の修理や製作前に十分確認してください．

義歯のケアとメインテナンス

　粘膜の炎症や感染，誤嚥性肺炎を予防するためには，毎日の口腔ケアや義歯ケアが必要となります．義歯使用者の場合には，義歯用ブラシ（機械的清掃）

| 図4 | 頬側研磨面に付与したレジンの突起 |

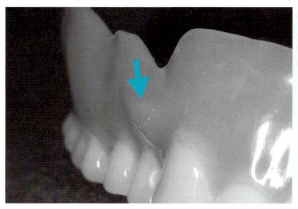

健側の頬側研磨面に付与し，ここに指を掛けて義歯を外す（矢印）．異物感がなく，清掃性がよい形態にする

| 図5 | 吸盤の着いた義歯用ブラシでの義歯洗浄 |

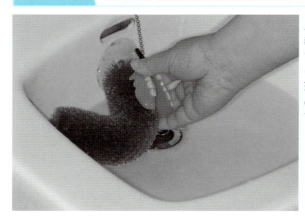

片麻痺などにより両手で義歯を清掃できない方でも，片手でブラシによる洗浄ができる．義歯落下時の破損防止のため，洗面台には水を張っておく

と義歯洗浄剤（化学的清掃）を併用して義歯を清掃することが基本で，化学的清掃では超音波洗浄器を併用するとさらに効果的です．

　加齢や薬剤の副作用として口腔乾燥があります．口腔乾燥が原因で粘膜に痛みを訴える場合には，義歯床粘膜面に保湿剤を塗布すると痛みが軽減することがあります．義歯安定剤（クリームタイプ，パウダータイプ）を使用することもありますが，これは微生物の温床になったり咬合のズレを生じることもあるので，施設のスタッフや家族に使用方法を詳細に説明してから使用するとともに，経過観察を怠らないようにしてください．なお，施設では多くの義歯を清掃・保管しており，義歯を取り違うこともあるので，義歯に氏名を刻印することも防止策として有効です．

　高齢義歯患者のために，工夫されたさまざまな補助剤や器具（図5）などが提案されているので，これらをケアとメインテナンスのなかにうまく組み込むことが大切です．

歯科的対応の実際
インプラント治療

　インプラント治療が普及し始めてから30年余りになりますが，施術された患者も年齢を重ね，現在では介護を必要としているケースも増えてきています．本項では，インプラント治療を受けた患者の高齢化，要支援・要介護化の観点から，その対応について概説します．

治療計画について

　インプラント患者が高齢化，要支援・要介護化した場合の問題点を**表1**に示します．治療時に健康であっても，加齢に伴い増加するリスクや施術後の余命も考慮して，インプラント治療による身体的・精神的・経済的な負担に見合う予後が見込まれるかどうか判断する必要があります．要支援・要介護になったときの介護者は誰なのかも見極めておかなければなりません．
　欠損の状態にもよりますが，高齢者に新たな治療を施す際には，清掃性のよい設計で新たな欠損に対応しやすく単純な形態にできる可撤性の上部構造，インプラントオーバーデンチャー（以下，IOD）を考慮するとよいでしょう．患者は固定性補綴装置を好みがちですが，見込まれる健康寿命と照らし合わせて，将来の介護者が取り扱いやすい上部構造にするべきです．

治療後の管理について

　インプラント周囲炎の予防には日常のセルフケアと定期的なプロフェッショナルケアがうまく機能することが重要です．原則的には施術した医院がメインテナンスを担うべきですが，転居や寝たきりになるなど環境の変化で通院できなくなった場合，居住地でこれをカバーしなければなりません．そのためには，使用したインプラントシステムや材料の情報をあらかじめ患者に与えておくことが，将来必ず役に立ちます．
　また，患者がある程度元気な時期に，上部構造をより単純な形に変更しておくことも重要です．ベッドサイドで処置することを考えると，前述のとおり，上部構造を可撤性にしておくことが非常な助けになります．また，IODの中でも，維持力の強いバータイプから，ボールタイプ，マグネットとアバットメ

| 表 1 | インプラント患者の高齢化，要支援・要介護化時に生じやすい問題 |

1. 収入低下→自費治療の継続が困難に
2. セルフメインテナンス能の低下，歯科医院受診率の低下
3. ADL，認知能力の低下→問題発覚の遅延
4. 転居の可能性の増加
5. 長期経過→材料の劣化，疲労破壊リスクの増加
6. 免疫能の低下，インプラント周囲炎のリスク増加
7. 対合歯，残存歯の喪失，顎堤レベルの低下に伴い，歯列内でインプラントが突出する

| 図 1 | インプラントオーバーデンチャーのアバットメントとアタッチメント |

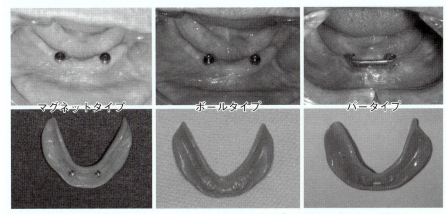

アバットメントとアタッチメントを変えることで，症例に応じた維持力や清掃性を得ることができる

| 表 2 | インプラント固定性上部構造を IOD に代えるかどうかの判断の指針[1] |

1. 口腔清掃不良（舌や口腔周囲を含む）
2. 顎堤吸収度の増大または咬合支持数の減少（天然歯の場合）
3. 手の不自由さの進行（巧緻性の低下）
4. 口腔機能（含嗽，嚥下等）の低下
5. 認知・理解能力不足の進行
6. ADL（日常生活動作）の低下

これらの要素に年齢と介護者の協力度を加味して判断する

ントを変えて徐々に維持力を落としていくことにより，着脱時の指の動き，運動能力や筋力の低下に対応することも可能です（**図 1**）．

　インプラントのメインテナンスはクリーニングだけではなく，咬合のチェックやアバットメントのチェックも含み，これには専門性が必要です．その専門性や難易度を少しでも下げるためにも IOD は有用です．インプラントの上部構造をどの段階で IOD に変えるべきか，指針が報告されています[1]ので，参考にされるとよいでしょう（**表 2**）．

SECTION 7 歯科的対応の実際

栄養管理

　高齢者は，身体機能や臓器機能が低下したり，全身的な炎症を伴う慢性疾患を合併したり，使用する薬剤の相互作用や有害反応などにより低栄養を合併しやすいと考えられます．

　転倒や骨折のリスク（フレイル），加齢による骨格筋量の減少（サルコペニア），インスリン抵抗性といった病態にも注意が必要です．また，脳血管障害や認知症の影響などで摂食嚥下機能が低下し，低栄養状態となる危険性もあります．

　高齢者と成人では，低栄養の背景にある病態が異なっています．高齢者の生理的な特性を理解して，適切な栄養管理や歯科治療につなげることが重要です．

栄養アセスメント（MNA-SF）

　高齢者用の栄養アセスメントツールには「簡易栄養状態評価表」，MNA-SF（mini nutritional assessment-short form）があります（**図1**）．高齢者の栄養スクリーニング用に開発されたツールで，簡便に誰でも評価できるのが特徴です．

　在宅療養中の要介護高齢者716名（男性240名，女性476名：平均年齢83.2±8.6歳）を対象にMNA-SFを用いて栄養状態を評価した結果，低栄養および低栄養リスク状態の人の割合は65％でした（**図2**）[1]．また，咬合支持については75.7％が天然歯による咬合支持を失っており，16.9％は義歯もなく咬合が維持されていない状態でした．

栄養摂取基準

　『日本人の食事摂取基準（2015年版）』[2]では，高齢者に必要なエネルギー量およびたんぱく質量の食事摂取基準は，**表1，2**[2]のように示されています．

　高齢者では，低栄養を助長しないためにも，十分なエネルギーを摂取することが大切です．しかし，基礎疾患や日常生活レベルおよび個人差に注意が必要であり，身体活動レベルに応じたエネルギー摂取量が推奨されています．

　また，たんぱく質は，男性では60g/日，女性では50g/日を摂取することを推奨しています．高齢者では骨格筋の減少（サルコペニア）を合併している

図1　MNA-SF

簡易栄養状態評価表
Mini Nutritional Assessment-Short Form
MNA®

Nestlé Nutrition Institute

氏名：

性別：　　年齢：　　体重：　　kg　身長：　　cm　調査日：

下の口欄に適切な数値を記入し、それらを加算してスクリーニング値を算出する。

スクリーニング

A 過去3ヶ月間で食欲不振、消化器系の問題、そしゃく・嚥下困難などで食事量が減少しましたか？
　0 = 著しい食事量の減少
　1 = 中等度の食事量の減少
　2 = 食事量の減少なし

B 過去3ヶ月間で体重の減少がありましたか？
　0 = 3 kg 以上の減少
　1 = わからない
　2 = 1〜3 kg の減少
　3 = 体重減少なし

C 自力で歩けますか？
　0 = 寝たきりまたは車椅子を常時使用
　1 = ベッドや車椅子を離れられるが、歩いて外出はできない
　2 = 自由に歩いて外出できる

D 過去3ヶ月間で精神的ストレスや急性疾患を経験しましたか？
　0 = はい　　2 = いいえ

E 神経・精神的問題の有無
　0 = 強度認知症またはうつ状態
　1 = 中程度の認知症
　2 = 精神的問題なし

F1 BMI (kg/m²)：体重(kg)÷[身長(m)]²
　0 = BMI が19 未満
　1 = BMI が19 以上、21 未満
　2 = BMI が21 以上、23 未満
　3 = BMI が23 以上

BMI が測定できない方は、F1 の代わりに F2 に回答してください。
BMI が測定できる方は、F1 のみに回答し、F2 には記入しないでください。

F2 ふくらはぎの周囲長(cm)：CC
　0 = 31cm未満
　3 = 31cm以上

スクリーニング値
（最大：14ポイント）

12-14 ポイント：　栄養状態良好
8-11 ポイント：　低栄養のおそれあり (At risk)
0-7 ポイント：　低栄養

Ref. Vellas B, Villars H, Abellan G, et al. Overview of the MNA® - Its History and Challenges. J Nutr Health Aging 2006;10:456-465.
Rubenstein LZ, Harker JO, Salva A, Guigoz Y, Vellas B. Screening for Undernutrition in Geriatric Practice: Developing the Short-Form Mini Nutritional Assessment (MNA-SF). J. Geront 2001;56A: M366-377.
Guigoz Y. The Mini-Nutritional Assessment (MNA®) Review of the Literature - What does it tell us? J Nutr Health Aging 2006; 10:466-487.
Kaiser MJ, Bauer JM, Ramsch C, et al. Validation of the Mini Nutritional Assessment Short-Form (MNA®-SF): A practical tool for identification of nutritional status. J Nutr Health Aging 2009; 13:782-788.
® Société des Produits Nestlé, S.A., Vevey, Switzerland, Trademark Owners
© Nestlé, 1994, Revision 2009. N67200 12/99 10M
さらに詳しい情報をお知りになりたい方は、www.mna-elderly.com にアクセスしてください。

詳細は www.mna-elderly.com を参照

図2　在宅療養中の要介護高齢者 716 名における栄養状態（左）と咬合状態（右）[1)]

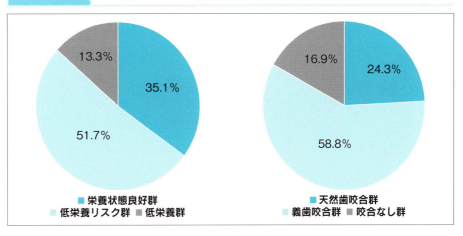

■ 栄養状態良好群　　■ 天然歯咬合群
■ 低栄養リスク群　■ 低栄養群　　■ 義歯咬合群　■ 咬合なし群

表1	年齢階層別の推定エネルギー必要量（kcal）[2]					
性別	男性			女性		
身体活動レベル	低い	ふつう	高い	低い	ふつう	高い
50〜69歳	2,100	2,450	2,800	1,650	1,900	2,200
70歳以上	1,850	2,200	2,500	1,500	1,750	2,000

表2	たんぱく質の食事摂取基準（g/日）[2]			
性別	男性		女性	
年齢層	推定必要量	推奨量	推定必要量	推奨量
50〜69歳	50	60	40	50
70歳以上	50	60	40	50

ことが多く，サルコペニアの防止と治療のためにはより多くのたんぱく質摂取を心がける必要があります．ただし，腎機能が低下している場合には医師の指示に従います．

地域高齢者における食環境の状況

地域包括ケアシステムのもと，できるだけ住み慣れた地域で在宅を基本とした生活の継続を目指すには，医療・介護関連施設と在宅などを切れ目なくつなぐ，適切な栄養管理を可能とする食環境の整備がきわめて重要となっています．厚生労働省の研究事業の結果では居宅サービス利用者およびその家族の約4割に食事の心配事や困りごとがあり，その内容として「食事内容」，「食事の準備や料理」，「食形態」をあげる者が多くなっていました（図3）[3]．

在宅における食生活のポイント

本人の嗜好に配慮しましょう

長年にわたり形成された嗜好や食習慣を尊重し，食べ慣れた食材，調理方法，好みの味付けを取り入れて，低栄養にならないようにしましょう．

季節感のある食材や料理を取り入れましょう

季節の移り変わりを実感できるように，旬の食材を積極的に取り入れましょう．野菜や果物は旬の時期に最も味がよく，栄養価も高くなります．また，誕生日や祝日の行事食では楽しく食べる雰囲気づくりも大切です．

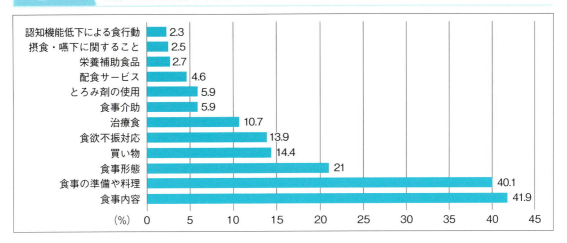

図3　食事に関する心配事や困りごとの具体的内容[3]

咀嚼能力・嚥下機能に応じた食形態の調整を考えましょう

　咀嚼能力や嚥下機能に合わせて，飲み込みやすく，誤嚥予防になることを目的に食形態を工夫します．そのポイントは軟らかく，まとまりやすく，滑らかにすることであり，具体的な調理方の工夫として，①繊維を断ち切る，②加熱する，③適度に水分を保有させる，④油脂を利用して滑らかにする，⑤つなぎを入れてまとまりやすくする，⑥とろみを付ける，などがあげられます．

　機能に合わせて複数の段階の嚥下調整食があり，日本摂食嚥下リハビリテーション学会の「嚥下調整食学会分類2013」[4]などを参考にするとよいでしょう．

上手においしく減塩しましょう

　高齢者は味覚が減退することと合わせて，極端な減塩は食欲を低下させる可能性があります．新鮮な食材を利用し，酸味，香辛料や香味野菜で風味付けし，焼き物や揚げ物などを香ばしく調理し，濃い目のだしをとって旨みを生かすなどにより調味料の塩分を控えることができます．

栄養補助食品を取り入れて，栄養素の不足を補いましょう

　経口摂取が少ないときや食欲低下時には，栄養補助食品（流動タイプやゼリー状のもの）を取り入れることも大切です．

脱水に注意

　高齢になると若い頃に比べて水分摂取量が減少し，口渇中枢の機能も低下するため脱水症状になりやすい傾向にあります．食事時や間食時，日常的に水分をこまめに摂ることが必要です．

参考文献

Section 1―在宅歯科医療とその目標
1) 医療・介護情報の活用による改革の推進に関する専門調査会．第1次報告〜医療機能別病床数の推計及び地域医療構想の策定に当たって〜．2015.
   http://www.kantei.go.jp/jp/singi/shakaihoshoukaikaku/houkokusyo1.pdf
2) 第1回在宅医療及び医療・介護連携に関するWG．資料1，2016.
   http://www.mhlw.go.jp/file/05-Shingikai-10801000-Iseikyoku-Soumuka/0000132223.pdf

Section3―歯科的対応の実際・口腔ケア
1) 菊谷 武監修．基礎から学ぶ口腔ケア 第2版：口をまもる 生命をまもる．学研メディカル秀潤社，2013．p2-13.

Section4―歯科的対応の実際・摂食嚥下指導
1) 日本嚥下障害臨床研究会．嚥下障害の臨床リハビリテーションの考え方と実際．医歯薬出版，1998.
2) 日本摂食嚥下リハビリテーション学会．訓練法のまとめ．日本摂食嚥下リハ会誌．2014；18（1）：55-89.

Section6―歯科的対応の実際・インプラント治療
1) 田中譲治．インプラントオーバーデンチャーの基本と臨床―磁性アタッチメントを中心に―．医歯薬出版，2012.

Section7―歯科的対応の実際・栄養管理
1) Kikutani T, Yoshida M, Enoki H, et al. Relationship between nutrition status and dental occlusion in community-dwelling frail elderly people. Geriatr Gerontol Int. 2013; 13: 50-54.
2) 厚生労働省．日本人の食事摂取基準（2015年版）．
3) 厚生労働省．地域高齢者等の健康支援を推進する配色事業の栄養管理の在り方あり方検討会報告書（案）．2017年3月1日．p7-8.
   http://www.mhlw.go.jp/file/05-Shingikai-10901000-Kenkoukyoku-Soumuka/siryou1_4.pdf
4) 日本摂食・嚥下リハビリテーション学会医療検討委員会．日本摂食・嚥下リハビリテーション学会嚥下調整食分類2013．日摂食嚥下リハ会誌．2013；17（3）：255-267.

Chapter 4
地域包括ケアシステムを活用する

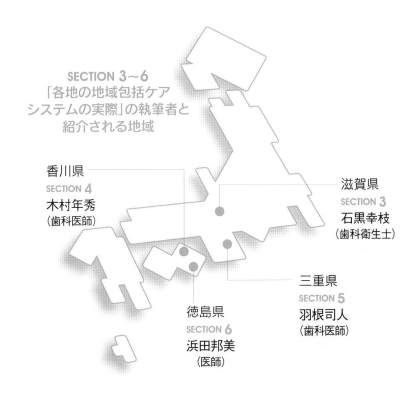

SECTION 3〜6
「各地の地域包括ケアシステムの実際」の執筆者と紹介される地域

香川県
SECTION 4
木村年秀
(歯科医師)

滋賀県
SECTION 3
石黒幸枝
(歯科衛生士)

三重県
SECTION 5
羽根司人
(歯科医師)

徳島県
SECTION 6
浜田邦美
(医師)

Chapter 4 ― 地域包括ケアシステムを活用する

かかりつけ歯科医の役割

その定義と役割

　医療も歯科医療も病院・診療所完結型医療から在宅医療への流れが進んでおり,「かかりつけ歯科医機能強化型歯科診療所」の算定も新設されています. 本項では, 超高齢社会におけるかかりつけ歯科医の役割を整理します.

　まず, 上記の診療報酬の算定要件とプライマリ・ケアの定義から, かかりつけ歯科医に必要なことを図 1 に示します. このなかで,「近接性」については当然のことであり,「包括性」についてはもともと歯科は総合診療を基本としてきたもので, 大きな障壁はないものと考えられます. 逆に専門性が問われるわけで, プライマリ・ケアと専門性を切り分け, 病診連携, 医科歯科連携のシステム構築が求められるでしょう.「責任制」については歯科医療関係者の研修であり, 自身の努力が求められるわけです. ハードルが高いのは, 継続性と協調性であり, これこそが本書の主題でもあります.

　高齢者, 要介護高齢者は, 長い生活の歴史をもち, しかも不可逆的に徐々に心身の機能が衰退し, 生と死に向き合いながらの状態で生活しています. この時期の歯科治療は, 機能回復・維持が主体であり, この部分は患者の嗜好や生活習慣に依存するところが大きく, 生活環境に影響されます. したがって, われわれがこれまで医療で求めてきた客観性よりも, 患者に共感し, ある意味で患者と一体となった観点からの治療方針や計画のほうが適切である場合も多くなります. 端的にいえば, われわれが対象とする歯や口だけでなく, 全身, そして家族, 生活の場も考慮して判断しなければいけないわけで, そういったことがかかりつけ歯科医には求められるのではないでしょうか. そのためには患者, 家族と十分にコミュニケーションをとることが重要になります.

　さらに, 老化は, 予備能の低下, つまり,「通常の活動では正常に機能するが, 通常以上の活動やストレスがかかった状態では機能障害が表面化する」ことから始まります. 歯科治療や口腔ケア自体は大きなストレスではありませんが, それでも小さなストレスであり, そこに患者の異常や問題が表出しやすく, かかりつけ歯科医はそういった問題にいち早く気づき, 患者や家族に報告できる

> **かかりつけ歯科医機能強化型歯科診療所の要件**
> ① 歯科診療所であること.
> ② 歯科医師が複数名配置されていること,あるいは,歯科衛生士が一名以上配置されていること.
> ③ 歯科外来診療における医療安全対策に係る研修,高齢者の口腔機能管理に係る研修を受けた常勤の歯科医師が一名以上配置されていること.
> ④ 歯科訪問診療料,歯科疾患管理料,歯周病安定期治療及びクラウン・ブリッジ維持管理料を算定していること.
> ⑤ 緊急時の対応を行うにつき必要な体制が整備されていること.
> ⑥ 当該地域において,在宅療養を担う保険医,介護・福祉関係者等との連携体制が整備されていること.
> ⑦ 医療安全対策につき十分な体制が整備されていること.

近接性	・患者にとって物理的,精神的に近い存在
包括性	・歯科の総合診療ができる
継続性	・継続的な診療所─在宅のシームレスな歯科医療の提供
協調性	・多職種連携(医療─介護─福祉)のなかでの歯科医療の位置づけができる
責任制	・高齢者の歯科診療に関する所定の研修や設備が整っている

図1 かかりつけ歯科医機能強化型歯科診療所の要件から読み解く,かかりつけ歯科医の役割

立場にあります.つまり,認知機能低下や認知症をはじめ,多くの高齢者特有の疾患のわずかな徴候を見逃さず,多職種連携のなかで早い対応ができることも認識すべきです.

さらに,機能の衰えは,加齢によるものだけではなく,病気,障害,誤った生活習慣からも大きく影響を受けます.特に食習慣の改善は必須であり,ミールラウンドだけでなく,日頃のかかりつけ歯科医の業務を通して適切な食習慣の育成に努めることは大事です.

以上のように,かかりつけ歯科医の役割は非常に重要であるとともに,歯科医療関係者がその重要性と役割を認識し,地域のなかに飛び込んでいくことが第一歩であると考えます.

Chapter 4 — 地域包括ケアシステムを活用する

SECTION 2 訪問歯科診療（医療と介護）の制度と対応

訪問歯科診療の意義

　誰もが住み慣れた地域で医療介護サービスを受けられる環境を担保するために，訪問歯科診療は必要不可欠です．今後，団塊の世代が後期高齢者に突入する2025年に向けて，在宅で療養する高齢者が急増することは必至であり，病気や障がいのために歯科診療所に通院できない人に対する歯科医療をどう賄うかは，歯科界の喫緊の課題といえます．

　歯科保健を取り巻く状況を鑑みても，若年者の齲蝕が減少している一方，高齢者の残存歯数と歯周病罹患率は増加傾向が続いています．歯科診療所を受診する患者の年齢構成をみても，65歳以上の割合が1990（平成2）年に13.4%であったのが，2014（平成26）年では41.0%を占めるまでになっています（平成26年患者調査）[1]．今後さらなる超高齢社会の進展とともに，これまで歯科診療所に通院できていた患者の多くが，病院に入院，あるいは要介護状態になり施設や在宅で療養することが見込まれます．これからの歯科医療の現場も，歯科診療所から病院，施設，在宅へと柔軟に対応できる体制を整えないといけない時代がきています．

　訪問歯科診療は，外来に来られない自立度の低下した患者，全身疾患や障害を抱えた患者の口腔機能を回復し，患者の栄養摂取や感染症予防をサポートすることにより，全身の健康の維持改善に寄与する「生きる力を支える医療」といえます．国は2016（平成28）年度歯科診療報酬改定の柱として，「在宅歯科医療の推進」や「チーム医療，医科歯科連携の推進」を重点項目として取り上げており，国の施策としても訪問歯科診療を評価し，推進する方針を打ち出しています．われわれ歯科医療職は，これからの地域包括ケアシステムを担う専門職として，訪問歯科診療の意義を十分理解し，これを他職種や地域住民に向けて発信するとともに，実践してその重要性をアピールしていかないといけません．

表1 歯科訪問診療における妥当と思われる処置・手術の範囲[2]

・歯科訪問診療における妥当と思われる処置の範囲

高い技術度や、正確性を要求される処置や危険性を伴う処置には必要な設備、人員を備えた施設で行うべきであり、複雑にならない保存、補綴、歯周処置および咀嚼に関する指導が通常の訪問診療の範囲と考えられる.

・歯科訪問診療における妥当と思われる手術の範囲

高い技術度や、正確性および厳密な滅菌処置を要求される手術（歯肉剝離搔爬手術等）については該当しない．簡単な抜歯、歯槽骨整形手術、歯槽膿瘍の口腔内消炎処置、口腔外消炎処置、顎関節脱臼非観血的整復術等が該当する.

実際に取り組むための知識と手順

訪問歯科診療の基本的な考え方

　訪問歯科診療とは、通院による歯科治療が困難な者を対象として、患者の求めに応じて居宅または施設などで歯科診療を行うことをいいます．ちなみに、その診療が計画的、継続的に行われるという点で「往診」とは異なります．また、日本歯科医学会の「歯科訪問診療における基本的考え方（2004年）」[2]には、その冒頭に「歯科訪問診療は、"地域のかかりつけ歯科医"が通院不可能になった患者に対して継続して、適切、安全かつ良質な歯科医療を提供することが望まれる．長時間を要する診療については患者の体調を勘案し、自院または地域の障害者歯科センター等に搬送して治療を行うか、病診連携のもとに入院を含めた治療が推奨される」と記されています．つまり、訪問歯科診療は通院困難な患者を対象とした歯科診療を行うが、個々の検査・処置・手術は、あくまでも訪問歯科診療においてそれを行うことが妥当かどうかを検討したうえで実施するかどうかを判断する必要があります．前述の「歯科訪問診療における基本的考え方（2004年）」に、歯科訪問診療における妥当と思われる処置の範囲・手術の範囲（表1）が示されていますが、実際に、訪問歯科診療の現場の設備や人員、患者の状況、支援体制などは千差万別であるため、患者の治療方針・治療内容はあくまでもリスク管理のできる範囲内で歯科医学的に最適な治療を個別に検討する必要があると思います．

訪問歯科診療に関連する医療保険と介護保険の制度

　保険診療を行う歯科診療所は保険医療機関の届出をしているため、訪問歯科診療を行うからといって、特別な手続きを行う必要はありません．ただし、「歯科訪問診療料」を算定するためには所定の施設基準を満たしている旨を地方厚生（支）局長に届ける必要があります．また、要介護認定を受けている在宅患

者（要支援者・要介護者）に対して算定できる「居宅療養管理指導」関連項目は介護保険での請求となりますが，保険医療機関であればみずから辞退しない限り自動的に介護保険の居宅療養管理指導を行う居宅サービス事業者の指定を都道府県知事から受けているとみなされる（みなし指定）ため，通常は改めて介護保険の事業者としての届出を行う必要はありません．ただし，介護保険の「居宅療養管理指導」を請求する際には，院内に「居宅療養管理指導運営規定」および「居宅療養管理指導重要事項説明書」を掲示しておく必要があります．また，生活保護で医療扶助，介護扶助を受けている患者の歯科診療報酬，介護報酬を請求する場合には，別途「生活保護法及び中国残留邦人等支援法指定医療機関指定申請」と「生活保護法及び中国残留邦人等支援法指定介護機関指定申請」を都道府県知事あるいは政令市長，中核市長に届け出る必要があります．

　訪問歯科診療で行う保険診療は「医療保険」と「介護保険」のいずれかを利用することになります．介護保険は医療保険に優先するという原則があるため，介護保険の認定を受けている患者で療養内容が同一であれば，医療給付でなく介護給付を優先して請求することになるのです．したがって，訪問歯科診療を行う際にはまず，患者が要介護認定を受けているかどうかを確認します．ただし，介護保険で請求できる「居宅療養管理指導」は，在宅患者や特定施設，居宅系施設に入所している患者に限られます．介護保険施設となる3施設に入所している患者に対しては算定することができませんので注意が必要です（**表2**）．

　介護保険で「居宅療養管理指導」を行う場合には，カルテの記載も必要になります．この場合，独自に介護保険用カルテを作成するか，医療保険のカルテに必要事項を記載して兼用することができます（**表3**）．

訪問歯科診療を本格的に開始する際にすべきこと

（1）訪問歯科診療のための環境整備と周知活動

　1988（昭和63）年に歯科診療報酬に「歯科訪問診療料」が新設されて以降，個別の見直しはありながらも，診療報酬の面から訪問歯科診療を後押しする形がとられてきました．にもかかわらず，現在でも訪問歯科診療を実施している歯科医療機関は約2割にとどまっており，在宅医療推進のために2008（平成20）年に新設された在宅療養支援歯科診療所（**表4**）は2014（平成26）年においても全歯科診療所の約9％とまだまだ少ない状況です[3]．2014（平成26）年度診療報酬改定の結果検証に係る特別調査［2015（平成27）年度調査］[4]では訪問歯科診療を行う際の課題として，3割以上が「器具・機材の準備と後片付けに時間がかかる」，「外来歯科診療を行っており，時間を確保することが難しい」，「介護保険の確認等事務処理に困難がある」，「器具・機材の購入にコ

表2　訪問歯科診療の対象となる患者の居住施設／介護サービスの類型

施設／介護サービスの名称（通称）	居宅療養管理指導
・介護保険施設	
介護老人福祉施設（特別養護老人ホーム・特養）	×
介護老人保健施設（老健施設）	×
介護療養型医療施設*	×
・特定施設および居宅系施設	
有料老人ホーム	○
軽費老人ホーム（ケアハウス）	○
サービス付き高齢者向け住宅（サ高住）	○
養護老人ホーム	○
・居宅サービス	
短期入所生活介護（ショートステイ）	○
小規模多機能型居宅介護	○（宿泊のみ）
認知症対応型共同生活介護（グループホーム）	○
介護予防短期入所生活介護	○
介護予防小規模多機能型居宅介護	○（宿泊のみ）
介護予防認知症対応型共同生活介護	○

*2018年3月末までに廃止されることが決まっている

表3　医療保険のカルテを兼用する場合に記載すべき事項と記載方法

・記載すべき事項
介護保険の保険者番号
本人の保険証番号
介護認定区分および有効期限
担当ケアマネジャーおよび事業所（必須ではない）
主な疾患および担当医（必須ではない）
「居宅療養管理指導費」に係るケアマネジャーなどへの情報提供の要点
・記載方法
介護報酬に相当する記載部分に下線を引くもしくは枠で囲むなどして医療保険の記載と区別する
ケアマネジャーなどに文書等により情報提供を行った場合は写しをカルテに添付する

ストがかかる」と回答しており，多くの歯科医療従事者が診療行為自体ではなく訪問診療に付随する事前・事後の業務および経費に負担感を抱いていることが推測されます．これらの課題は現在も訪問歯科診療に積極的になれない要因となっていると考えられます．

表 4　在宅療養支援歯科診療所とは

在宅又は社会福祉施設等における療養を歯科医療面から支援する歯科診療所であり，平成 20 年歯科診療報酬改定時に創設された．施設基準の概要は下記の通りである．
1.　過去 1 年間に歯科訪問診療料の算定実績がある
2.　①高齢者の心身の特性，②口腔機能管理，③緊急時対応等に係る研修を修了した常勤の歯科医師が 1 名以上配置されている
3.　歯科衛生士が配置されている
4.　迅速に歯科訪問診療が可能な担当医名，担当医の連絡先，診療可能日，緊急時の注意事項などを事前に患者または家族に説明し文章で提供している
5.　地域において在宅医療を担う保険医療機関と連携を図り，必要に応じて情報提供できる体制を確保している
6.　地域において他の保健医療サービスおよび福祉サービスの連携調整を担当する者と連携している
7.　歯科訪問診療にかかる後方支援の機能を有する別の保険医療機関との連携体制が確保されている
8.　年に 1 回，直近 3 カ月の歯科訪問診療の実施回数や歯在管の算定回数などを地方厚生（支）局長に報告

　実際に，訪問歯科診療の実施件数が増えているのは，訪問診療中心の歯科医療機関と，複数の歯科医師を配置し外来および訪問診療いずれも行う体制のある歯科診療所でした[4]．したがって，訪問歯科診療へのハードルを低くするには訪問診療に費やす時間と人員を効率的に配置することが必要で，場合によっては歯科診療所での外来業務を担当するスタッフとは別のスタッフを曜日や時間帯を区切って確保する必要があるかもしれません．

　また，訪問歯科診療に本格的に取り組むには，対象となる患者の確保も考える必要があります．在宅で困っている患者やその家族は，そもそも"訪問歯科診療の存在を知らない"，もしくは"誰に頼んでよいのかわからない"という場合も多いと思われます．そのような方々のニーズに応えるためには，診療所の中はもちろん，診療所の外に向けても"訪問歯科診療を行います"という意思表示を積極的に行う必要があるでしょう．それは，個々の歯科診療所としてだけではなく，地域の歯科医師会などの団体として，ポスター，リーフレット，ホームページなどを通じてさまざまな形で行うことができると思います．

　2015（平成 27）年度調査[4]によれば，歯科訪問診療を実施したきっかけは，「入居施設からの依頼」が 42.1％であり，「以前，自院に通院していた患者からの依頼」が 22.4％，「ケアマネジャーからの依頼・紹介」が 19.3％，「患者が入院していた医療機関からの依頼・紹介」が 12.5％でした．これからは，地域包括ケアシステムの社会資源として歯科診療所が存在感を示せるように，他の職能団体や NPO，地域住民とのネットワークづくりを活発にして情報発信していく必要があると思います．

表5 訪問歯科診療に特有な保険点数の項目

・医療保険	施設基準*
歯科訪問診療料	あり
○在宅歯科診療推進加算（在推進）	固有の基準あり
○歯科訪問診療補助加算（訪補助）	あり
○在宅患者等急性歯科疾患対応加算（急性対応）	あり
○特掲診療料の加算	あり
○緊急の加算	あり
○地域医療連携体制加算	固有の基準あり
○訪問歯科衛生指導料	あり
歯科疾患在宅療養管理料（歯在管）	あり
○栄養サポートチーム連携加算（NST）	あり
在宅患者歯科治療総合医療管理料（在歯管（Ⅰ）（Ⅱ））	固有の基準あり
退院時共同指導料1	―
在宅患者連携指導料	―
在宅患者緊急時等カンファレンス料	―
在宅患者訪問口腔リハビリテーション指導管理料（訪問口腔リハ）	―
・介護保険	施設基準*
歯科医師による居宅療養管理指導費	―
歯科衛生士等による居宅療養管理指導費	―
歯科医師による介護予防居宅療養管理指導費	―
歯科衛生士等による介護予防居宅療養管理指導費	―

*施設基準：あり；在宅療養支援歯科診療所の設置基準
固有の基準あり；各保険点数の項目に係る設置基準

（2）訪問歯科診療に関連する保険点数の理解

　訪問歯科診療では，訪問診療に特有な保険点数について理解しておく必要があります．主な項目を**表5**にまとめました．医療保険で算定する主な点数として「歯科訪問診療料」がありますが，2016（平成28）年度診療報酬改定により，これを算定する際に新たな施設基準が適用されることとなりました（**図1**）[5]．在宅歯科医療の推進の一環として，在宅歯科医療を専門に実施する保険医療機関（在宅患者の割合が95％以上の保険医療機関）の施設基準（**表6**）が定められ，在宅専門の在宅療養支援歯科診療所という枠組みが設けられました．

　図1にあるように，2017（平成29）年4月1日からは「歯科訪問診療1～3」を算定できるのは，在宅専門の基準を満たす医療機関か，在宅専門ではないが在宅療養支援歯科診療所の施設基準を満たす医療機関に限られることになりま

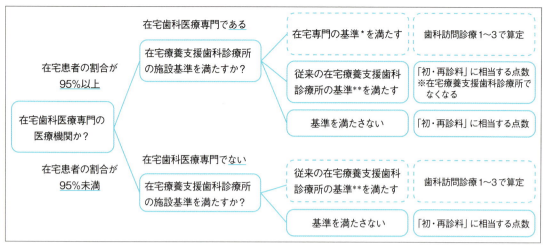

図1 在宅歯科医療を行う医療機関について
*在宅専門の基準：H29年4月より在宅患者が95％以上の医療機関については従来の基準に新たな基準を追加して「在宅専門の施設基準」を設定した（表6参照），**従来の在宅療養支援歯科診療所の基準：表4に示す通り
※点線は在宅療養支援歯科診療所に該当する．
※「初・再診料に相当する点数」の場合，在宅患者等急性歯科疾患対応加算は算定できない．

表6 在宅歯科医療を専門に実施する在宅療養支援歯科診療所の施設基準

1.	直近1か月の歯科訪問診療の患者の割合が95％以上
2.	過去1年間に5か所以上の保険医療機関からの初診患者の紹介がある
3.	直近3か月に行った歯科訪問診療のうち，6割以上が歯科訪問診療1を算定している
4.	在宅歯科医療に係る経験が3年以上の歯科医師が勤務している
5.	歯科用ポータブルユニット，バキューム，レントゲンを有している
6.	過去1年間に「抜髄，感染根管処置：20回以上」，「抜歯手術：20回以上」，「有床義歯新製，有床義歯修理，有床義歯内面適合法：40回以上（各5回以上）」の診療実績がある

在宅療養支援歯科診療所の施設基準（表4参照）を満たした上で，上記の基準が求められる．

した．すなわち，「歯科訪問診療1～3」とそれに対する加算，「歯科訪問診療補助加算（訪補助）」，「在宅患者等急性歯科疾患対応加算（急性対応）」を算定するためには，在宅患者の割合が95％未満の歯科診療所は在宅療養支援歯科診療所の指定を受けておく必要があります．さらに在宅患者の割合が95％以上の場合は在宅専門の施設基準を満たさなければ，在宅療養支援歯科診療所ではなくなり，「歯科訪問診療1～3」等の点数を算定できないことになります．図1にあるように，在宅患者の割合が95％以上か未満かで施設基準が異なるため，すでに在宅療養支援歯科診療所の届け出をしている場合でも，訪問診療を実施する月の前月までに別途「歯科訪問診療料の注13に規定する基準の施設基準に係る届出書添付書類」を地方厚生（支）局長に届け出る必要があります．

表7 居宅の要介護者・要支援者に医療保険で算定できない項目[6]

・要支援・要介護認定を受けた患者
訪問歯科衛生指導料（訪衛指）
在宅患者連携指導料
・『居宅療養管理指導』を算定した月
歯科疾患管理料（歯管）
歯科疾患在宅療養管理料（歯在管）
歯科特定疾患療養管理料（特疾管）
在宅患者訪問口腔リハビリテーション指導管理料
診療情報提供料（Ⅰ）の注2および注6の歯科訪問診療算定患者の紹介加算

ちなみに，2016（平成28）年度診療報酬改定では，「歯科疾患在宅療養管理料（歯在管）」や「退院時共同指導料1」などの保険点数において在宅療養支援歯科診療所が高く評価されており，訪問歯科診療の推進力として在宅療養支援歯科診療所が期待されていることがうかがえます．このほか，施設基準により請求できる診療報酬として，「在宅歯科診療推進加算（在推進）」，「在宅患者歯科治療総合医療管理料［在歯管（Ⅰ）（Ⅱ）］」，「地域医療連携体制加算」などがあります．

訪問歯科診療において介護保険で算定するのは，前述の「居宅療養管理指導費」で，その対象は"居宅で療養している通院困難な者"となります．この場合，「居宅」とは，自宅（戸建て住宅，サービス付き高齢者向け住宅，マンション，アパートなどの集合住宅を含む）以外に，養護老人ホーム，軽費老人ホーム（ケアハウス），有料老人ホーム，認知症対応型共同生活介護（グループホーム），小規模多機能型居宅介護（宿泊サービスに限る），複合型サービス（宿泊サービスに限る）なども含まれます．介護保険で歯科医師が行う「居宅療養管理指導費」（要支援者には「介護予防居宅療養管理指導費」を算定．算定要件と単位数は同じ）を算定した場合には，医療保険で算定できない項目があるので注意が必要です．居宅の要介護者・要支援者に医療保険で算定できない項目の一覧を表7に示します．なお，介護保険3施設（表2）の入所者および入院患者は居宅系サービスが利用できないため，すべて医療保険のルールによる算定となります．

できること・できないこと

以下に訪問歯科診療でできること・できないことを列挙します．
・保険診療は歯科診療所から直線距離で半径16km以内に限られます．

- 歯科訪問診療を行う歯科医療機関と訪問先の施設等が「特別の関係」(開設者や代表者が同一あるいは親族等である関係)にある場合,「歯科訪問診療料」は算定できません.ただし,この場合,「初診料」,「再診料」,「特掲診療料」を算定した場合においてはその旨をレセプトの摘要欄に記載し,歯科訪問診療料を算定したものとみなすことができます.つまり,歯科訪問診療料を算定したとみなすので,訪問歯科衛生指導料等が算定できます.
- 通所サービス(通所リハビリテーション:デイケア,通所介護:デイサービス,障害者の通所施設)の場での訪問歯科診療は行えません.また,歯科口腔外科を標榜している病院への訪問診療を行うこともできません(ただし,周術期口腔機能管理の場合は例外があります).
- 介護保険では要介護度に応じた支給限度基準額の上限が定められており,これを超えたサービスは自己負担になりますが,「居宅療養管理指導費」はこの限度基準額にカウントされないため,介護サービスの上限を気にせず利用できます.
- 介護保険の施設サービス費の加算として介護報酬に収載されている「口腔機能管理体制加算」および「口腔衛生管理加算」は,指定介護老人福祉施設において歯科医師または歯科医師の指示を受けた歯科衛生士の技術的助言および指導に基づき入所者の口腔ケア・マネジメント計画が策定されている入所者に対して算定できるものですが,算定を行うのはあくまで介護施設であり,保険医療機関ではありません.その他,「栄養マネジメント加算」,「経口移行加算」,「経口維持加算」,「口腔機能向上加算」などについても施設で算定するものであり,保険医療機関で算定するものではありません.

実際に歯科として診療にあたる際の注意点

実際に訪問歯科診療を行う際に注意すべき事項を列挙します.

- 訪問歯科診療の場は「生活の場」であることを念頭に置き,それまでの生活習慣や価値観も尊重し,患者や家族(介護者)に過重な負担をかけないように配慮しながら診療を進めていくことが必要です.ただし,患者や家族(介護者)から依頼されたことへの対応だけで終わってしまうのではなく,訪問歯科診療を通じて口腔状態を改善し全身状態やQOL向上につながるように支援するという姿勢を示し,患者や家族(介護者)にも理解し,協力してもらうことが大切です.
- 訪問歯科診療は,診療所と比べて,治療にかけられる時間,物品,環境に制限があります.したがって,患者の安全管理,リスク管理には十分注意を払う必要があります.診療内容にもよりますが,十分な照明器具と吸引器,パ

表8　ケアマネジャーに情報提供すべき事項*

① 基本情報（医療機関名，住所，連絡先，歯科医師氏名，利用者の氏名，生年月日，性別，住所，連絡先など）
② 利用者の病状，経過など
③ 介護サービスを利用する上での留意点，介護方法等
④ 利用者の日常生活上の留意事項

*医療保険の『診療情報提供料（Ⅰ）』の様式で代用できる

ルスオキシメータなどは必要性が高い物品です．
- 初回訪問時には依頼主，依頼（主訴）の内容，患者情報（疾病や障害の状況，姿勢保持，コミュニケーションや食事の状況，介護サービスの利用状況など），訪問日時と場所，診療に使う部屋の環境などについてあらかじめ確認しておきます．また，訪問先で当日対応してくれる方，キーパーソンが誰かを把握しておくとともに，できるだけ家族やケアマネジャー，日常のケア担当者に同席を依頼します．また，自家用車で訪問する場合は駐車スペースなどについても確認しておきます．
- 訪問歯科診療は疾病や傷病のため通院困難な患者を対象とするのが前提ですので，診療報酬明細書摘要欄に「○○のため，○○な状態であり，通院困難」と記載する必要があります．正当な理由で同月内に外来と訪問が混在する場合は，その旨適用欄に記載すれば問題ありません．
- 「歯科医師居宅療養管理指導費」算定には医療保険の訪問歯科診療料を算定することが前提となります．訪問診療を行った後に，ケアプランの策定などに必要な情報を文書やメール，FAXなどにより，ケアマネジャーに提供する必要があります（表8）．ただし，利用者が居宅療養管理指導以外のサービスを利用していない場合や利用者みずからケアプランを作成している場合は，ケアマネジャーへの情報提供は必要ありません．また，サービス担当者会議に参加して情報提供した場合は必ずしも文書などの提供は必要ありません．
- 一部負担金などの徴収方法については，最初に関係者間で決めておかないとトラブルのもとになります．特に，施設入所の患者さんの場合は家族がその場にいるとは限らないので，お釣りや領収書の準備が煩雑にならないよう，あらかじめ金額を伝えておくとよいでしょう．また交通費の負担についても決めておく必要があります．
- 処方せんや提供文書など，その場で発行する必要があると見込まれるものは準備しておくとよいでしょう．

口腔健康管理はキーワードになる

各地の地域包括ケアシステムの実際

現在，筆者（石黒）は3カ所で地域包括ケアシステムに関わっています．このうち，本項では，①滋賀県湖東地域にある歯科医師会の在宅歯科医療連携室での取り組みと，②同県湖北地域（米原市）のケアプラン会議および地域包括医療福祉センターにおける活動について紹介します．どちらも，地域と，多職種と，そして専門職だけでなくボランティアや住民を含めた町ぐるみのシステムづくりを目指しています．

在宅歯科医療連携室における活動

滋賀県では，在宅医療の推進を目的に「在宅医療推進のための基本方針」を定めています．2025年に向けて，それぞれの地域資源を総動員して「地域包括ケアの仕組み」づくりに取り組んでいます[1]．在宅歯科医療連携室整備事業は，その仕組みづくりの一つになります．

在宅歯科医療連携室ができるまで

滋賀県の訪問歯科診療件数は全国比で低い順位にあり，この原因として，歯科医療提供側の体制整備に課題があると考えられました．「訪問歯科診療をしてもらえることを知らない」「どこに相談してよいかわからない」など，住民や在宅療養支援関係者（以下，関係者）などの需要側への周知啓発不足も課題の一つにあげられます．そこで，歯科医療関係者と関係者が協力し，訪問歯科診療，訪問歯科衛生指導等の歯科口腔分野への介入を進めることが急務となりました．在宅療養者の支援ができる体制を強化し，摂食嚥下障害への対応も含めた口腔健康管理の支援体制整備を進めるための拠点として，在宅歯科医療連携室（以下，連携室）の活動が始まりました．

歯科が地域ネットワークのなかでできること

地域包括ケアシステムのなかで，多職種連携はあたり前の言葉となっています．「では，具体的に歯科に何ができるか」を考え，キーワードを「啓発」「ネットワークづくり」「人材育成」の3点に絞り活動しています（**表1**）．

表1	在宅歯科医療連携室の主な業務

1　対象：住民
　　内容：訪問診療可能な歯科医院の紹介・相談窓口・啓発
2　対象：関係者・関係機関
　　内容：訪問診療可能な歯科医院の紹介・相談窓口・啓発・研修会の開催
3　対象：歯科医療関係者
　　内容：訪問歯科衛生士の養成（技術および知識の習得）・研修会の開催

　「啓発」では，口腔衛生管理だけでなく，口腔機能管理を含めた口腔健康管理を住民はじめ関係者に伝えます[2]．「ネットワークづくり」では，もともとあった地域ネットワークの定例会に積極的に参加し，多職種が集まる研修会やイベントを企画し，連携室の存在を周知します．そして「人材育成」では，歯科診療所や病院歯科で完結していた「治す医療」から，病気や障がいをもちながら生活する方を「支える医療」に対応できる歯科衛生士の養成講座を継続しています．

ある男性に教えられたこと

　78歳男性，主治医の開業医近くの病院で前立腺がんの治療を受けておられましたが，だんだん治療の効果が現れなくなったことで治療方針が変更となり，2017（平成29）年3月，自宅に戻って来られました．退院カンファレンスには訪問看護師や薬剤師が出席し，男性の口腔ケアについて病院の歯科医師から指導を受けました．長い期間のがん治療により抜歯窩の洗浄に注意が必要な状態であり，さらに男性には自分の歯が多数残っていました．訪問看護師・薬剤師・ケアマネジャー・家族同席のもと，退院2日目の男性宅を訪問し，口腔内を観察しました．この地域では，すでに在宅療養を支えるチームができており，連携室との関係もできていたため，早期に連絡がありました．

　地域まるごとケアを実践している「チーム永源寺」ならではの早い展開となり，訪問歯科診療につなぐことや関係者に口腔ケアの手順を説明することがスムーズにできたのです．「チーム永源寺」とは，毎月，専門職（医療・福祉・行政）や住民，ときに警察官や消防士が参加する定例会，またはそのネットワークを指します．平日午後の定例会では，持ち回りのミニ勉強会と情報交換を行います．地域ケア会議にオブザーバーとして参加することもあり，地域の現状を皆で共有します．勉強会の講師は専門職だけでなく自治会長からの報告の後，ディスカッションを行うこともあります（図1）．このときは認知症サポーターの参加があり，住民目線での意見を聞くことができました．普段から顔を合わせる機会があるからこその連携で，日頃の関係がとても大切だと感じます．

図1　チーム永源寺定例会の様子

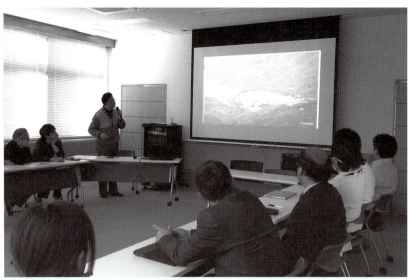

この回は,自治会長から認知症見守りパトロールについて報告があった.人口約6,000人の地域では誰が主役ということはなく,自然に助け合う「互助」の仕組みができている

ケアプラン会議—子どもから高齢者まで,全世代型包括ケアを目指して

　早くに超高齢社会となり人口減少が始まる地域では,高齢者を支えながら子どもたちの未来を考える取り組みが始まっています.

ケアプラン会議に参加

　米原市のケアプラン会議では,毎月2回,1プランにつき30分(ケースが多いときは20分)のディスカッションを多職種で行い,攻めのケアプランを考えます.専門職からの意見だけでなく,地域にある資源や足りない資源の情報を集約し,同じ方向に向かうための貴重な時間です(**表2, 3**).特に,介護予防と生活支援の視点,さらに自立支援を目指したプランに近づくよう意見を交わします.歯科衛生士はここでも口腔健康管理や食について意見を述べることになります.

地域包括医療福祉センターの体制

　筆者は2016(平成28)年4月から,公設民営である米原市地域包括医療福祉センターに入職し,障がいのある子どもと保護者にかかわっています.このセンターはその名のとおり,医療棟に診療所・病児病後児保育・リハビリテーション科・健診センターがあり,福祉棟には地域包括支援(サブ)センターと

表2　ケアプラン会議における参加者の心得8か条（米原市）

1. 自立支援のために具体的なヒントを出す
2. 先の見通しが持てるように根拠を明確にして意見する
 （予後予測：改善可能性とリスクマネジメント）
3. 活用できる資源やプログラム（ケア内容等）を提案する
4. 利用者の強みを引き出す
5. ケアマネジャーの気づきを促しアセスメント力向上に働きかける
6. 事業所が何のためにサービス提供するのかを自覚できるようにする
7. わかりやすい言葉で話し，プラスのストロークを送り参加者のエンパワメントを促す
8. 司会者をサポートして進行を助ける

表3　ケアプラン会議構成メンバー（米原市）

	職種	推薦団体等
外部委員	主任ケアマネジャー	介護支援専門員連絡協議会
	介護福祉士（訪問ヘルパー）	介護サービス事業者協議会
	薬剤師	薬剤師会
	歯科衛生士	歯科衛生士会
	作業療法士	作業療法士会
	理学療法士	理学療法士会
	地域福祉担当者	社会福祉協議会
	管理栄養士	栄養士会
内部委員	介護保険担当者	市役所
事務局	ケアマネジャー	地域包括支援センター
	主任ケアマネジャー・保健師	
	社会福祉士	
	理学療法士	

児童発達支援センターがあります．入職から1年がたち，この4月からはリハビリテーション科と地域包括支援センターと児童発達支援センターの兼務となりました．高齢者の予防事業を充実させるためには，高齢者だけの問題と考えず，乳幼児期からの生活習慣や口腔健康管理の意識が多くの大人に必要となります．

おわりに

今後，地域住民が主体となる「地域共生型」の動きが進むと予想され，歯科は子どもから高齢者まで，予防の観点をもち健康な時期から関われる貴重な医療職となります．食べることを支える職種である私たちが積極的に地域づくりに参画することは，地域の明るい未来をつくる一役を担うと考えます．

SECTION 4

各地の地域包括ケアシステムの実際

人と人とのつながりの強さが地域包括ケアの原動力
—高齢化率 45.3％の町での実践例

医療・介護の資源がなくても，人と人とのつながりが強い町！

　香川県仲多度郡まんのう町の人口は 19,099 人（2017 年 4 月 1 日現在），高齢化率 35.1％で，筆者（木村）が勤務する診療所がある琴南地区（旧琴南町）は人口約 2,415 人，高齢化率 45.3％と過疎高齢化が非常に進んだ，徳島県との境に位置する中山間地域です．少子化のため，2016（平成 28）年 3 月には地区にあった唯一の中学校も廃校となりました．厚生労働省の資料[1]によると，地域包括ケアシステムはおおむね 30 分以内に必要なサービスが提供される日常生活圏域（具体的には中学校区）を単位として想定していますので，中学校がなくなってしまったこの地域では地域包括ケアシステムの構築は困難ということかもしれません．

　当地域の医療・介護の社会資源は町内 2 カ所の町立内科診療所と町立歯科診療所（曜日により約 9km 離れた 2 つの診療所を同じスタッフが移動して診療），特別養護老人ホーム 1 カ所，デイサービスセンター 1 カ所のみです（**図 1**）．医療機関への受診や買い物などは自家用車を運転できなくなれば路線バスなどの公共交通機関やデマンドタクシーなどを利用することになりますが，便数が少なく生活するには非常に不便な地域です．

　一見，地域包括ケアシステムの構築はきわめて困難と思われますが，この地域にはすばらしい資源があります．それは住民同士のつながり，つまり地域包括ケアシステムを支える要素である自助・互助・共助・公助のなかの「互助」の力が極めて優れていることです．親戚，ご近所や民生委員，婦人会，老人会などのボランティアが当たり前のように支え合って生活する習慣が今も続いています．「互助」の力と医療・介護の専門職，行政サービスをうまく結び付け，不足しているサービスは広域的な支援を受ければ，すばらしいシステムが構築できると感じていました．

| 図1 | まんのう町医療と介護資源マップ |

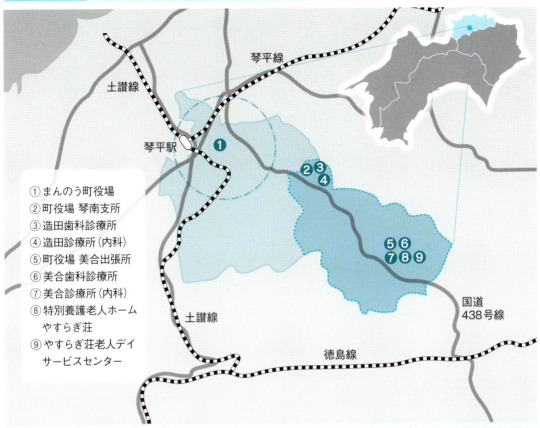

① まんのう町役場
② 町役場 琴南支所
③ 造田歯科診療所
④ 造田診療所（内科）
⑤ 町役場 美合出張所
⑥ 美合歯科診療所
⑦ 美合診療所（内科）
⑧ 特別養護老人ホーム やすらぎ荘
⑨ やすらぎ荘老人デイサービスセンター

医療機関，介護事業所は町の中心部鉄道の駅や役場を中心とした—・—で囲った地区に集中しており，琴南地区（■の部分）には町立の内科や歯科診療所，特別養護老人ホームとデイサービスセンターしかない

在宅医療・介護の連絡会を立ち上げる

　この地域には医療・介護の専門職が一堂に会して情報共有する場がありませんでした．そこで，町の担当者と協議し，2015（平成27）年8月より「琴南の在宅医療・介護の連絡会」を立ち上げることにしました．地域内の在宅医療や介護を推進するために，医療機関，介護サービス事業所，地域包括支援センター，民生委員，行政，町議会議員などが集まり話し合うこの会は毎月1回開催され，困難事例の検討，在宅医療や介護に関する情報共有，新たな制度などについての勉強などをしています．「食材の調達に困っている」，「食事が摂れなくて困っている」など食べることに関する情報提供も多く，歯科の関わりは欠かすことができません．もともと人と人とのつながりが強い地域で，ほとんど顔見知りでしたので，何でも気兼ねなく話し合える関係はすぐにできました．さらに他の地区の訪問看護，町外の訪問リハビリテーション，宅配弁当

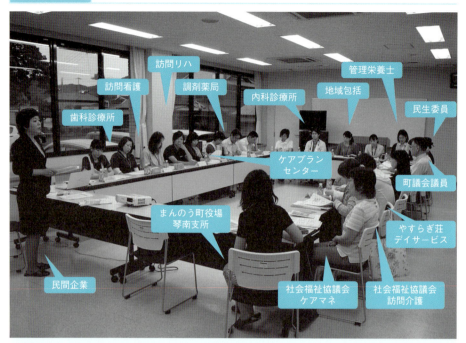

図2　琴南地区の在宅医療・介護の連絡会

琴南地区の在宅医療・在宅介護などに関わる多職種が集まって個別ケースの検討や課題解決に向けての話し合いを積み重ねることにより，地域に共通した課題を把握，関係機関へ発信することを目的としている．他の地区の訪問看護，町外の訪問リハ，民間事業者にも参加するようになり活発な情報交換ができるようになった

業者にも参加していただくようになるなど，徐々に参加者が増えてきました（図2）．町で足りないサービスは隣から借り，サービスを充足させることにより広域的な連携体制が構築されてきました．

最期まで口から食べたい！を支援する－在宅医療の連携事例

「乳がん，脳転移で地域基幹病院に通院中の患者が急に食事が摂れなくなってきた」とケアマネジャーより連絡を受け，自宅で緊急的に介護サービス担当者会議を実施することになりました（図3）．もともと当診療所より訪問歯科診療でう蝕治療などをしていた方で，がん診療病院での治療内容は外科主治医との情報提供書のやり取りや，香川県医師会が運営する香川医療情報ネットワーク（K-MIX$^+$，図4）により検査データやX線画像，投薬内容などを診療所内のパソコン端末で閲覧しており，診療内容は把握できていましたので，会議では他のスタッフに情報提供できました．

嚥下状態は予想以上に悪く，より正確な評価が必要と判断し，回復期リハビリテーション病院に嚥下造影（VF）検査を依頼，当歯科診療所スタッフも病院に行き検査に立ち会いました．VF検査により，食事の姿勢，食事介助法や

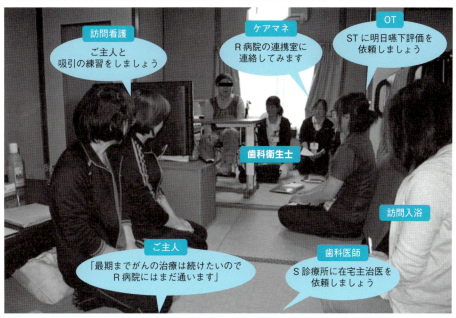

図3　緊急サービス担当者会議の様子

ご本人や家族の思いを実現するために多職種ですばやく対応できた

食事形態を決定し，訪問リハビリテーション（言語聴覚士2回/週，理学療法士1回/週），当診療所から歯科衛生士による訪問口腔ケア週1回を提供することになりました．

　検査の際，ケアマネジャーから本人や家族に希望を確認したところ，自宅で最期まで過ごしたい，口から食べたい，せめて好きなコーヒーだけでも飲ませたいとのご希望でした．そこで今後，食事量や水分量が十分確保できなくなる可能性が高いことを考慮し，がん診療病院連携室と在宅訪問できる近隣の診療所内科医に連絡，抗がん剤治療は続けながら在宅でも主治医が緊急時に対応できる体制を整えました．在宅医療・ケアにおいてはさまざまな職種のスタッフがバラバラの時間帯にサービスを提供します．さらに，このケースでは病状が不安定で急変することが予測され，在宅での生活を維持するためには在宅ケアチームのタイムリーな情報共有が重要でした．

　残念ながら約2カ月後，急変により急性期病院に救急搬送されそのままお亡くなりになりましたが，後日，在宅ケアに関わった担当者たちで弔問した際，故人の思い出や話やぎりぎりまで自宅で過ごせたことへの感謝の言葉をいただきました．

図4　かがわ医療情報ネットワーク（K-MIX⁺）[2]

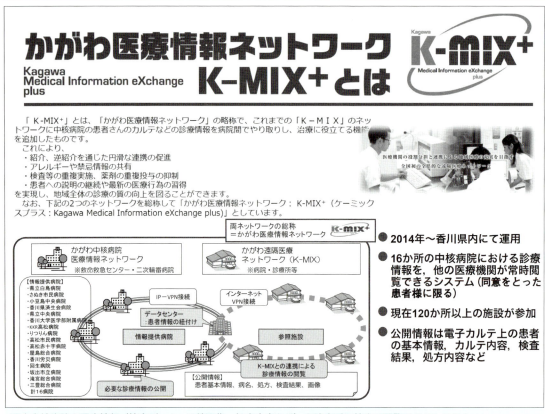

県内中核病院の医療情報（検査データ，X線画像，処方内容など）を診療所の端末で閲覧できるシステム

地域包括ケアシステムの本質は人と人とのつながりをつくること，町づくりそのもの

　普段から地域のなかで多職種間での顔のみえる連携体制が整っていることで，上記の事例のように瞬時に在宅ケアチームが編成され，連携した医療介護のサービス提供が可能となります．そして，在宅医療・ケアで最も重要なのは「生活」をみて，本人，家族に寄り添うことです．望む生き方（逝き方）を実現するために，最期まで口から食べる支援をすることが求められることも少なくありません．地域包括ケアシステムの体制づくりは町づくりそのものであり，医療介護の専門職のみならず，地域住民，ボランティア組織，民間事業者などさまざまな人々のつながりを築いていくことが成功のカギとなります．

Chapter 4 ―地域包括ケアシステムを活用する

SECTION 5

各地の地域包括ケアシステムの実際

ソーシャルキャピタルとしての歯科

　筆者（羽根）が三重県の旧志摩郡（現：三重県志摩市）阿児町鵜方に「はね歯科医院」を開業したのは1991（平成3）年11月のことで，2017（平成29）年で開業26年目になります．旧志摩郡阿児町は2004（平成16）年10月に他の4町と合併し志摩市となりました．志摩市は2016（平成28）年には伊勢志摩サミットの開催地として少しだけ知名度が上がりましたが，実は人口5万人程度の小規模な市です．

　市内に地域包括支援センターは1つだけ，バブル期には多くの一流企業の保養所がありましたが閉鎖が相次ぎ，その跡地にいくつかの介護系施設ができています．そうした志摩市で唯一の総合病院や介護老人福祉施設など，さらには居宅の患者さんからも訪問歯科診療の依頼が来るようになったのは，いくつかの幸運な要因がありました．その要因について簡単に紹介します．

信頼関係を築いた20年間

　筆者が初めて訪問歯科診療を行ったのは1996（平成8）年7月のことでした．社会福祉協議会から依頼を受け，歯科技工用エンジンを持ち出し，訪問先で義歯の製作を行いました．これをきっかけに紹介が増え，当時は珍しさもあり，社会福祉協議会の車に同乗し患者のお宅に伺う「上げ膳据え膳」の状態で経験を積ませていただきました．

　2000（平成12）年に介護保険制度が開始となりましたが，この前年から社会福祉協議会も介護保険事業の準備で忙しく，1999（平成11）年には1人で訪問歯科診療を行うようになりました．また，同年に介護保険の認定審査員に選任され，当時の認定審査会会長であった医師から介護保険制度のイロハを一から教えていただきました．そして，知り合いであった社会福祉協議会の担当者がこの頃からケアマネジャーや介護関連の事業の責任者となり，さらに依頼が増えました．また口づてから介護老人福祉施設からも依頼が来るようになり，当時流行りだした「写メ」で施設の看護師が義歯や口腔内を撮影して連絡をとれる連携もできました．さらに自院の患者の入院中の往診から総合病院の「地域連携室」との連携もとれるようになりました．

こうして，個々のケースでの出会い，信頼関係の構築が重なり，まさに「多職種」よる「顔のみえる」連携の構築ができました．2015（平成27）年からは筆者の娘婿が副院長として医院を手伝い，一緒に訪問診療をする機会も増えました．2016（平成28）年の診療報酬改定で訪問診療専門の歯科医院の開設が認められ，同年10月に副院長が「OIC訪問歯科診療部」を開設し，新たな介護施設10程度の連携を構築中です．またミールラウンドにも参加できるようになり，今後は地域ケア会議（個別ケース）にも参加できればと考えています．

「家庭歯科医」としての役割

筆者自身が若い頃，小児患者を多く診療していたものですが，徐々にその家族に広がり，年月を経てその子どもが成人を迎えて結婚し，その子どもを連れて来るようになりました．一方でそのご家族が高齢となって来院が困難になり，訪問診療に至ったケースも増えました．歯科医師は医科でいうところの家庭医，「家庭歯科医」の要素を強くもっていると思われます．カナダ家庭医学会が家庭医の行動原則として，

・家庭医は熟練した臨床家である
・家庭医は自分の役割の中心に患者・医師関係の構築と継続を捉えている
・家庭医は診療の対象となる人口集団の健康のためのリソースの1つである
・家庭医療は地域立脚型である

の4つをあげています．

また，2016年の診療報酬改定では，「かかりつけ歯科医機能強化型歯科診療所」が新たに設けられましたが，この制度は歯科における「家庭歯科医」としての方向性を示すものと思われます．地域包括ケアの基本は高齢者が"住み慣れた地域"で介護や医療，生活支援サポートおよびサービスを受けられるよう体制を整備していくという点にあります．歯科医師が「家庭歯科医」として社会の最小単位の「家庭」との信頼関係の輪を広げることでソーシャルキャピタルとして機能し（図1），歯科医師側から地域包括支援センターや介護サービスへ結び付けることも可能となります．歯科医師が日常診療のなかで，家庭環境，地域性などさまざまな視点から考え，「支え護る」意識が地域包括ケアへの参加の鍵となります．

おわりに

筆者は1人の「家庭歯科医」として地域包括ケアシステムに関わっていますが，本来，中学校の校区規模で配置される地域包括支援センターごとに歯科医師が担当すべきであり，現状，1人の歯科医師では限界があります．しかし，

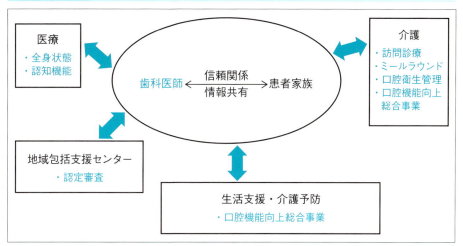

図1　歯科医師がソーシャルキャピタルとなる地域包括ケアシステム

歯科医師は地域包括ケアシステムの各場面において，ソーシャルキャピタルとして色字で示した活動を行う

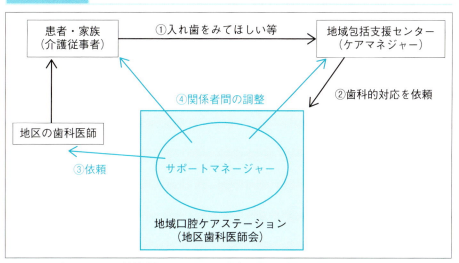

図2　地域口腔ケアステーションとサポートマネージャー

サポートマネージャーは地域包括ケアにおいて，色字で示した事項を調整する

三重県歯科医師会では先行好事例の松阪市での経験に倣い，各地区歯科医師会に「地域口腔ケアステーション」という窓口を設けました．さらに，地域医療介護総合確保基金を活用し，地域包括支援センターと地区歯科医師会会員のなかで訪問診療可能な歯科医師とを結びつける要員である「サポートマネージャー」を確保しました（図2）．まだすべての地区で活発には活動していませんが，確実に成果を上げつつあります．地域包括ケアシステムを支えるのは「家庭歯科医」と歯科医師会という気概をもって取り組みたいと考えます．

Chapter 4 ― 地域包括ケアシステムを活用する

SECTION 6

各地の地域包括ケアシステムの実際

気づけば地域包括ケア

　徳島県に流れる一級河川那賀川の中流域にある中山間地，相生町という人口4,000人の町において，地域包括ケアシステムを立ち上げた物語を紹介します．

　事の起こりは1994（平成6）年に遡ります．当時の相生町は，それまであった4軒の開業医が相次いで閉院したことによる急激な医療危機状態にありました．筆者（浜田）はそこに町立診療所の医師として前医からの引き継ぎで赴任しました．申し送りは「医師を増やさないといけない」．確かに，膨大な医療ニーズに対して，圧倒的な供給不足状態でした．町内に入院施設がないから町民は入院案件が生じるたびに町外に放り出される，医師が冠婚葬祭や学会，会議などで出張する際には無医師状態になる．よって，急患が発生したときに右往左往する，最悪の場合には死亡診断書が書けないのでおちおち死ぬことすらできない．まず目の前にあった課題は，医療危機からの脱却でした．すなわち，望まれることは，医師を増やして，入院施設を備えた365日24時間体制の医療システムをつくること，でした．

　まだ核家族化が進行しきらない当時，在宅医療というニーズが今より多く散在していて，混雑を極める外来診療の合間を縫ってほぼ毎日往診を行っていました．往診先でホームヘルパーや保健師と想定外に出くわすことがあり，その非合理性を目のあたりして考えたことは「手狭なスタッフでよいケアを展開するために，もっと横のつながりを密にし情報を共有しながら計画的に合理的なケアをしなければならない」，ということでした．即座に，保健師，ヘルパー，社会福祉協議会の職員を呼び集めて情報交換会を始めました．週1回，保健医療福祉のメンバーが一同に会する会議を開催し，重複している症例がどれくらいあるか，また，見落としている症例はないか，そして，誰がどういうサービス（ケア）を行うのがよいのかの検討，すなわち，ニーズの正確な掘り起こしを行ってマネジメントをする，という会議を行いました（**図1**）．

　週1回の会合を義務化したことにメンバーたちは抵抗感を示すかもしれないと危惧しましたが，結果は裏腹でした．参加したメンバーたちは会議に参加することにより疑問が晴れて，自信をもって無駄なく効率よくサービス（ケア）

| 図1 | 週1回の会議により「ソフトウェア」を整えた |

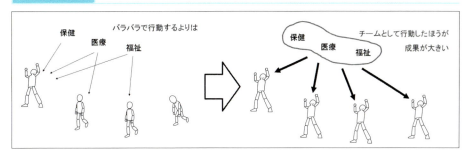

が展開できることに喜びを感じてくれました．ただ，各メンバーが所属する基地（勤務先や事務所）がバラバラに点在していたことだけがネック（非効率で不便）でした．各メンバーが肩を並べて仕事ができるシステムを切望するムードが漂い始めました．

ここまで述べてきた「ソフトウェア」が熟しつつあった1995（平成7）年，新しいプロジェクトを立ち上げました．365日24時間体制の有床診療所を核に，保健，医療，福祉を統合したハードウェアをつくる計画です．しかし，当時の計画は絵に書いた餅でした．というのも，町のプロジェクトなるものは町長の胸先三寸に左右されます．当時の町長はリゾート推進派で，社会福祉系のプロジェクトなどは鼻であしらわれる概念でした．

しかし，めげずに考えました．町長を縛るものは何か？ 町民です．町民を動かせば町長は変わる，なにせ民主主義の世の中です．そこで，健康教室と称して，町内を練り歩きました．「このままでは町の医療は崩壊します．町民の皆さんは安心して暮らせないどころかおちおち死ぬこともできません．なんとか，ここで改革を行って，みんなで，住みやすい町にしませんか？」 おりしも1995年は町長選挙の年でした．そしてついに，社会福祉系推進派の町長が新たに誕生したのです．

事は順調に運び，1998（平成10）年に相生包括ケアセンターが完成しました（図2）．予定どおり，365日24時間体制の有床診療を核に，保健センター，在宅介護支援センター，ホームヘルプステーション，訪問看護ステーション，さらにデイケアを併設したセンターで，3名の医師のほかに看護師，保健師，理学療法士，ヘルパー，介護福祉士などからなるスタッフで運営を開始しました．縦横の連携を密に常に情報を共有しながら，予防概念に軸足を置いて活動を展開しました．活動，といっても普通に思いつく行動，すなわち目の前にある課題を粛々とこなすことを繰り返しただけです．

図2　ハードウェアとしての365日24時間体制の相生包括ケアセンター

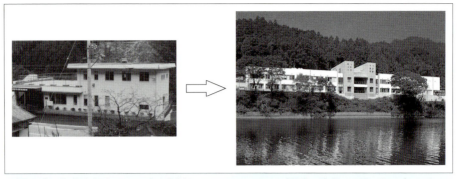

職員6名の無床診療所から30名の包括ケアセンターへ1998（平成10）年10月にオープンした

　そんな普通の行動のなかにも，個性的な取り組みがいくつかありました．学童保育と認知症高齢者ケアを合体させたサービスや，歯科医師と連携して，生活習慣病検診をトリガーにした歯周病ケアの強化による糖尿病対策などです．

　結果として，各生活習慣病死亡率の低下（たとえば，糖尿病の標準化死亡比は210から50に低下），医療費の高騰抑制（国保保険料は1994［平成6］年から約10年間引き上げなし），後に始まった介護保険では認定率の低化（2002［平成14］年時点で全国15％，徳島県18％に比べて相生町は11％），すなわち元気老人の増加に成功しました．また在宅看取り率も25％に達し，最期まで家で暮らせる率向上にも貢献できました．総じて，地域包括ケアの充足が，住みやすい町づくりに貢献できることを証明したわけです．
　地域包括ケアシステムの肝はいくつかあります．「ニーズオリエンテッド」であること，そしてソフトウェア先行である（ハードウェア先行でない）こと，固定観念や制度の枠にとらわれずに柔軟に行動すること，などです．

　今回の物語は，地域包括ケアシステムをつくることに成功した事例話ではなくて，地域包括ケアシステムをつくることによって，困った人々を多少なりとも救うことができて，少しばかりいい町づくりに貢献することに成功した，という話でした．地域包括ケアは，それを行うこと自体が目的ではありせん．目的はあくまで，目の前の困った方々の援助を行うことです．地域包括ケアは，その目標を達成するために活用（利用）する手段の一つにしかすぎません．目的をはき違えないことが肝要です．

Chapter 4 — 地域包括ケアシステムを活用する

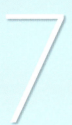

情報の収集と歯科医療のインセンティブ

地域包括ケアを進めるための情報の集め方

　地域包括ケアシステムに関与するためには，まずは各地域の現状に関する情報収集が必要となります．情報収集の方法の一つに，インターネットの活用があります．地域包括ケアシステムに関しては，厚生労働省が専用のホームページ[1]を用意しています．ここでは，地域包括ケアシステムの概要や構築プロセスの方法と工程表，先進事例の紹介などが示されています．

　また厚生労働省は，「地域包括ケア『見える化』システム」を2015（平成27）年7月より稼働しました[2]．「地域包括ケア『見える化』システム」は，都道府県・市町村における計画策定・実行を支えるために，介護・医療の地域間比較の分析から自治体の課題抽出がなされています．サイトには，課題解決のための取り組み事例や施策，介護サービス見込み量の将来推計，介護・医療関連計画などの情報があげられています．このホームページは，基本的に自治体の関係職員向けにつくられたものですが，登録をすれば誰でも閲覧が可能です．地域ごとに一元化された医療・保健・福祉の情報が手に入れることができ，関係者間の課題意識や互いの検討状況の共有に期待できます（図1，2）．

　その他，三菱UFJリサーチ＆コンサルティングの「地域包括ケア」のホームページ[3]も資料として活用できます．ここでは地域包括ケア研究会が，地域包括ケアシステムの論点を整理しています．地域包括ケアシステムの定義や機能は，当初の構想段階から少しずつ修正された部分もみられます．研究会の報告書を年次ごとに追うと，こうした概念の変化やその背景を確認することができます．

　都道府県レベルでは，徳島県[4]と岡山県[5]に「地域包括ケアシステム学会」が創設されました．それぞれのホームページでは県内の地域包括ケアシステムの進行状況や研修，講演会の日程などが確認できます．年に一度大会が企画されており，県内各地の取り組み事例が報告され，関係者が情報共有する場が用意されています（図3）．

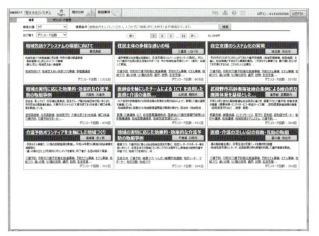

図1 地域包括ケア「見える化」システム①
さまざまな地域の事例が参照できる.

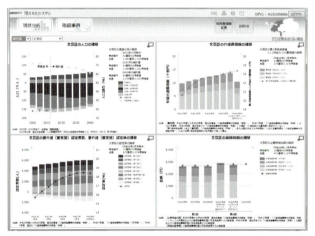

図2 地域包括ケア「見える化」システム②
特定地域の状況をデータとして参照できる(画像は東京都文京区の例).

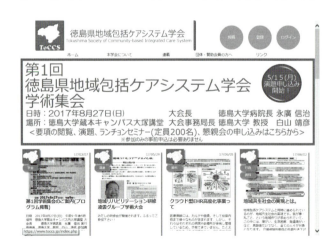

図3 徳島県地域包括ケアシステム学会

歯科からの情報発信

　情報収集を進める一方で，歯科領域からの情報発信も重要な課題です．歯科領域以外の専門職や地域住民に対して，歯科治療や専門的口腔ケアを活用してもらうためのインセンティブ（働きかけ）が求められます．

　たとえば，地域包括ケアシステムのなかで歯科医療のインセンティブを付与する方法として，地域包括ケアセンターが開催する地域ケア会議の活用があります．この会議に歯科専門職が参加し，高齢者の地域生活に必要な支援について，歯科治療や口腔ケア，摂食嚥下リハビリテーションなどの重要性を歯科の観点から積極的に提案していくことが必要です．

　また，地域のなかで歯科専門職が積極的に活動できるように，歯科医師会，歯科衛生士会などの職業団体や歯学系学会による活動の基盤づくりが求められます．職能団体や歯科系学会は，個人や少数のグループでは難しい社会的機能を果たすための役割を担います．歯科医療のインセンティブに関する取り組みとしては，会員に対して地域包括ケアシステムへの参加意欲の向上を促しながら，多職種連携の中で歯科専門職としての役割を理解し，必要な知識や技術を得るための研修会や講習会の開催が考えられます．同時に，歯科領域以外の専門職や地域住民に対して，歯科医療の役割について理解を深めてもらうよう，広報・普及活動や調査研究になどを実施し，歯科の観点からの意見や提言を発信することが求められます．歯学系学会については，すでに各学会が地域包括ケアシステムにおける歯科的対応や歯科治療のあり方を検討し，ガイドラインの作成に取り組んでいます．

　また，歯学の研究領域を網羅した歯学系全学会の連絡組織である歯科学系学会協議会は，2017年6月に「地域包括医療・介護における多職種連携にかかわる提言」[6]を表明しました．その中で，1）各学会が立案した，医療・介護における多職種連携モデルを統合し新しいシステムを構築する，2）医療・福祉における学際的領域において，関連する医療機関と積極的に連携するとの目標が掲げられ，具体的な行動方針が示されています．

　高齢者にとって食べることは，栄養補給，生活自立の基本，社会的習慣，交流，楽しみ，ストレス解消・発散など，生理的・本能的行動とともに，心理的・社会的・文化的な営みといったさまざまな役割を持っています[7]．多くの専門職が，高齢者の食べることを支援するうえで，歯科領域に関する知識や技術の必要性を強く感じているところです．こうした歯科医療に関する要望に応えながら，歯科医療のインセンティブをどのような形で用意することができるのかが，問われているといえます．

参考文献

Section 2―訪問歯科診療（医療と介護）の制度と対応
1) 厚生労働省．平成26年（2014）患者調査．
   http://www.mhlw.go.jp/toukei/saikin/hw/kanja/14/
2) 日本歯科医学会．歯科訪問診療における基本的考え方．2004．
3) 厚生労働省．在宅療養支援歯科診療所の届け出医療機関数の推移．
   http://www.mhlw.go.jp/stf/shingi2/0000103646.html
4) 厚生労働省．平成26年度診療報酬改定の結果検証に係る特別調査（平成27年度調査）の速報案について．
   http://www.mhlw.go.jp/file/05-Shingikai-12404000-Hokenkyoku-Iryouka/0000103265.pdf
5) 厚生労働省．在宅歯科医療を行う医療機関について．
   http://www.mhlw.go.jp/file/06-Seisakujouhou-12400000-Hokenkyoku/0000115718.pdf
6) 全国保険医団体連合会．今日からできる歯科訪問診療の手引き　よりよい介護社会のために　2016年版．2016．

Section 3―口腔健康管理はキーワードになる
1) 滋賀県健康福祉部，松本佳子．くらしを支える医療福祉を推進する取組の『見える化』事業事例集（平成28年度）．2017；滋賀県健康福祉部．25-26．
2) 日本老年歯科医学会編．老年歯科医学用語辞典 第2版．医歯薬出版株式会社．2016，p91．

Section 4―人と人とのつながりの強さが地域包括ケアの原動力
1) 厚生労働省．地域包括ケアシステム．
   http://www.mhlw.go.jp/stf/seisakunitsuite/bunya/hukushi_kaigo/kaigo_koureisha/chiiki-houkatsu/
2) 香川県，香川県歯科医師会．かがわ医療情報ネットワーク．
   http://www.pref.kagawa.jp/imu/soumuiji/iryoujyouhounetwork/gaiyou.pdf

Section 7―情報の収集と歯科医療のインセンティブ
1) 厚生労働省．地域包括ケアシステム．
   http://www.mhlw.go.jp/stf/seisakunitsuite/bunya/hukushi_kaigo/kaigo_koureisha/chiiki-houkatsu/
2) 厚生労働省．地域包括ケア見える化システム．
   https://mieruka.mhlw.go.jp
3) 三菱UFJリサーチ＆コンサルティング．
   http://www.murc.jp/sp/1509/houkatsu/
4) 徳島県地域包括ケアシステム学会．
   https://www.toccs.jp/
5) 岡山県地域包括ケアシステム学会．
   https://i.kawasaki-m.ac.jp/occs/
6) 日本歯学系学会協議会．地域包括医療・介護における多職種連携に関わる提言．2017．
   http://www.ucjds.jp/
7) 山根　寛，加藤寿宏編集．食べるということの障害とアプローチ．三輪書店．2002．

Chapter 5

地域包括ケアシステムを
つくる

Chapter 5 ― 地域包括ケアシステムをつくる

歯科医師,歯科衛生士の地域での主体性の磨き方

他職種からの信頼を得るには

　本項では,歯科医療従事者が地域包括ケアシステムを形成していく過程において,主体的に多職種とどのように協働していけばいいのか,という課題に対して論じます.

　最近,社会にある事象の変化に対し,科学的領域では「トランスディシプリナリー」の有用性が指摘されています[1].これは,従来の専門性・領域を重視した協働ではなく,逆に役割を開放し,他領域との融合を図りつつ,協働し問題解決を図るモデルの一つです.歯科医療従事者であれば,口腔が専門であっても全身疾患や福祉制度など幅広い知識をもち,他の専門職との共有を図りながら対象者の心身の改善や生活支援までを考えることがトランスディシプリナリーでは重要であり,そういった領域にまで入り込んでいくことで,地域包括ケアシステムにおいて主体性を発揮することが可能となります.

　たとえば,訪問歯科診療や居宅療養管理指導などを利用する要介護高齢者が訪問時に発熱したとしましょう.家族から「最近,よく熱が出るようになりました.食欲はありますが,食事のときにときどき咳き込むんです」と聞いたとします.このときに,一般的には誤嚥による肺炎が発熱の発症要因と考えられるので,「よく噛んで食べるようにしましょう」とか「熱が出たときは,早めにかかりつけの医師に相談してください」と回答したとします.これで,在宅要介護者の支援に関して,歯科医療従事者として十分に果たしたといえるのでしょうか.

　歯科医師が嚥下造影検査（swallowing videofluorography：VF）や嚥下内視鏡検査（swallowing videoendoscopy：VE）検査を行うことはまれですが,簡便な反復唾液嚥下テスト（RSST）[2]は,歯科衛生士でも実施が可能です.こうした検査の結果と臨床上の状況について,主治医や訪問看護師に直接連絡し,専門病院などで詳細な検査を求めたり,介護職に対して食事上の注意を喚起したりするなど,主体的に問題解決に向けて行動することが先決です.こうした診療や指導の積み重ねによって,歯科医療が地域で主体性を増していく要因に

106

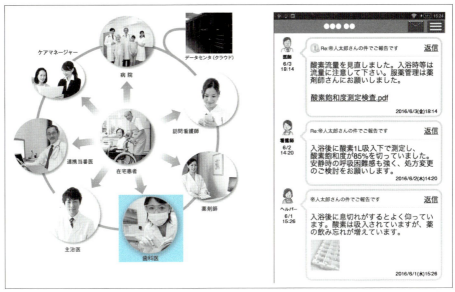

図1　患者情報共有システムイメージ図（帝人ファーマ株式会社：新バイタルリンク）[4]

なることを理解していただきたいと考えています．また，介護保険被保険者証を確認して再更新の期日が迫っていることや，介護支援専門員（ケアマネジャー）が主催するサービス担当者会議に積極的に参加することで，担当のケアマネジャーや地域包括支援センターからの信頼も高まると考えられます．

ICT 活用による積極的な連携

最近では，ICT（information and communication technology）を活用した在宅・介護連携システムが導入されている地域が増加しています[3]．こういったシステムに登録をすることでクラウドサービスにログインして訪問時の患者状況をリアルタイムで記録したり，他の専門職に指示を出したりなど，効率的に情報を共有することができます（図1）．いま流行りのSNS（social network service）に似たシステムもあり，誰が書き込み，誰が既読したかまでスマートフォンなどによって確認することができるものも開発されています．そういったサービスに加入することで，地域の歯科医院としての存在をより多くの事業所に認知してもらうことも必要でしょう．

歯科医療従事者が地域包括ケアシステムをつくっていくうえで主体性を磨く．これは簡単なようですが，実は日々の積み重ねが重要で，「自分がこうしたい」，「自分はこう思う」と主張することが主体性の本意ではなく，他の専門職と情報の提供・共有を図り，結果的に主体性が磨かれていくことにつながります．

Chapter 5 — 地域包括ケアシステムをつくる

SECTION 2 歯科としてできる地域との関係性，顔のみえる関係づくり

ピンチをチャンスに

　本項では，地域包括ケアシステムにおいて歯科医療従事者が主体性を発揮し，地域ネットワークをいかに構築していくかについて概説します．「歯科診療所はコンビニエンスストアよりも多い」，と揶揄されるように，数の上では国内有数の医療機関です．逆にいえば，地域に密着した，もっとも身近な医療機関でもあるわけです．

　一方，地域包括ケアシステムは高齢者が要介護状態などになったとしても住み慣れた地域で住み続けるためのシステムであり，それは「地域の実情に応じて」市町村が実施する，とされています．ならば，歯科診療所がまず市区町村の歯科医師会などのネットワークを生かしつつ，他の職能団体である医師会や各種療法士会，そして，事業体の居宅介護支援事業所，訪問看護事業所，介護保健施設，さらには地域包括支援センター・市町村行政などと連携を密にし，口腔機能維持管理に秀でた地域包括ケアシステムを構築することが可能です．要は「ピンチをチャンスに」です．そのポイントは，以下に示す3つです．

連携のポイント

　1つ目は，ここまでも解説してきた，①地域ケア会議の充実，②在宅医療・介護連携推進，③認知症施策の推進，④生活支援体制整備事業の4つのいずれの事業にも積極的に関わっていくことが，地域との関係性を築く最善の方法となります．

　地域ケア会議は，ここまで述べたように個別ケースの検討，ニーズの集約化による施策提言など，今後各市町村の地域包括ケアシステムの方向性を決定するうえで重要な役割を担っています．そこに歯科医療従事者が積極的に参画することで，まさしく顔のみえる関係をつくることが可能となります．場合によっては，患者の情報共有・紹介がリアルタイムで行われます．

　在宅医療・介護連携推進事業は，多くの市町村において郡・市町村医師会に

表 1　介護保険制度下における口腔ケアに関する加算[1]

口腔機能維持管理体制加算（月30単位）	口腔機能維持管理加算（月110単位）
1. 適用ケース 歯科医師又は歯科医師の指示を受けた歯科衛生士が，介護職員に対する口腔ケアに係る技術的助言及び指導を月1回以上行っている場合． 2. 適用条件 歯科医師又は歯科医師の指示を受けた歯科衛生士の技術的助言及び指導に基づき，入所者又は入院患者の口腔ケア・マネジメントに係る計画が作成されていること．	1. 適用ケース 歯科医師の指示を受けた歯科衛生士が，入所者に対し，口腔ケアを月4回以上行った場合． 2. 適用条件 口腔機能維持管理体制加算を算定している場合． ※注：訪問歯科衛生指導料を同一月内に算定している場合，口腔機能維持管理加算は算定できない．

事業を委託し，在宅医療の研修会や，ICTを活用した介護連携の推進を図ろうと考えています．また，地域ケア会議では，多職種がアドバイザーとなり，支援困難例や自立支援を促進する助言を実施しています．認知症施策の推進では，直接的に認知症の診断・治療をする訳ではありませんが，その予兆を見逃さず，他の専門機関につないだり，逆に認知症者の歯科治療方法を積極的に推進したりするなど，活躍の場は多いと考えられます．

　最近では，認知症者見守りや模擬捜索訓練などが自治体で行われており，そういった場を活用し，顔のみえる関係を築くことも重要でしょう．さらに，生活支援体制整備事業では，住民同士の助け合いサービスの創設や，協議体とよばれる行政と住民とか一体的に運営し，施策化を図る組織が各地でつくられようとしています．そこにおいても，オーラルフレイル（口腔機能の衰えによる身体の衰え）の予防を切り口とした住民参加型の口腔栄養指導教室の設置や，健口（けんこう）体操の普及など，歯科領域が十分に参入する余地はあり，むしろ，通常の介護予防の取組みでは不十分な地域にとっては歯科の主体性を発揮するチャンスとなります．このように，厚生労働省が提唱する「地域包括ケアシステムの深化・進展」は，介護保険の地域支援事業をメニューとした構成であり，その内容を深く知ることが重要でしょう．

　2つ目は，介護保健施設（特別養護老人ホームや老人保健施設など）との一層の連携強化です．現在，介護保健施設における口腔ケアに関するものとして，「口腔機能維持管理体制加算」，「口腔機能維持管理加算」があります．いずれも施設外部の歯科医療機関の歯科医師，歯科衛生士が施設入所者や介護職に対して口腔ケアに関する助言・指導を行うもので，介護報酬の算定は施設が行います（表1）．直接的には歯科医療にとっての利益には直結しないものの，協力歯科診療所としての機能を果たすことで，少なくとも市町村が実施主体である介護保険制度下から置き去りにされることはないでしょう．また，介護保健

施設は，それぞれに県内に協会を有しており，施設との連携により，歯科医療のネットワークも広がっていきます．

3つ目は，市町村行政との連携です．介護認定審査会など，歯科医師が認定審査委員の委嘱を受けている場合がありますが，より積極的に市町村の開催する会議や用務を引き受けることで，地域包括ケアシステムの推進に寄与する歯科医療従事者であることを強く印象づけることができます．市町村では，さまざまな審議会を有しており，こういったなかで歯科医療の声を反映できることは，介護予防や口腔機能維持管理といった現場の問題解決だけでなく，行政施策のプロセスにおいて，歯科側の位置づけも変わると考えられます．行政施策は，国→都道府県→市町村というトップダウン型で事業の棚卸しを行っていきますが，本題である地域包括ケアシステムは，市町村→都道府県→国というボトムアップ型によってさまざまな成功事例を集積し，これをまたトップダウン型で下すという，循環型の手法によって動いているわけです．したがって，市町村行政との連携によって，地域包括ケアシステムにおける歯科医療全体の存在感を増し，主体性の向上が図れると確信しています．

参考文献

Section 1—歯科医師,歯科衛生士の地域での主体性の磨き方
1) 森 壮一.トランスディシプリナリティに関する調査研究（科学者とステークホルダーの超学際協働について），科学コミュニティとステークホルダーの関係性を考える』第二報告書,文部科学省科学技術・学術政策研究所,2014.
2) Sakayori T, Maki Y, Ohkubo M, et al. Longitudinal Evaluation of Community Support Project to Improve Oral Function in Japanese Elderly. The Bulletin of Tokyo Dental College. 2016；57（2）：75-82.
3) 吉野秀朗.ICTを用いた地域包括ケアの現状と未来.杏林医学会雑誌.2015；46（1）：77-82.
4) 帝人ファーマ株式会社.新バイタルリンク.

Section 2—歯科医療ができる地域との関係性,顔の見える関係づくり
1) ライオン歯科材料株式会社.エラック口腔ケア NEWS Vol. 56.

地域に寄り添う医療のために
―徳島大学病院の役割と歯科医療への期待

　日本は歴史上，他のどの国も経験したことがない超高齢社会に突入している．徳島県も例外ではなく，人口減少と高齢化，地域の過疎化が進み，都市部（東部医療圏）と南部および西部医療圏の地域との人口格差は広がっている．

　徳島県における地域包括ケアシステムの構築にあたっては，徳島県特有の問題点や過疎地域個別の問題などもあり，十分に地域のニーズと現状を踏まえたうえで，どのように慢性期医療や歯科診療，リハビリテーション，急性期の対応や介護施設との連携，在宅や生活復帰支援を行っていくかが重要な課題である．在宅や生活復帰のプロセスでは，食や栄養の確保，歯科診療や口腔ケアなども充実した豊かな生活を送るために必須の活動となる．

　徳島大学病院は高度先進医療を安全に提供する県内唯一の特定機能病院であるとともに，医科歯科診療，研究，教育・人材育成はもちろんのこと，徳島県地域医療支援センターを院内に置き，まさに地域に寄り添う大学病院でもある．全国の大学病院の中には，地域包括ケア病床を設置した大学病院もあり，今後その数は増える可能性もある．

　一方，徳島大学病院は急性期病院ではあるが，古くから徳島県下の慢性期病院や施設と密な連携を有しており，多くの医療人を育成し，優秀な人材を徳島県下に輩出してきた．したがって，徳島大学病院が先頭に立ち，県下の地域包括ケアシステムの成功事例やユニークな取り組み例を，徳島県地域包括ケアシステム学会という場に持ち寄り，お互いに顔を突き合わせながら情報を共有し学ぶことで，徳島県の地域包括ケアシステムの大きな発展と均霑化が期待される．

　地域包括ケアシステムにおける歯科医療への期待も大きい．脳卒中や糖尿病，感染症など高齢者が罹患しやすい病気の発症や進展には，歯周病などが原因や悪化要因として関与している報告も多く，地域での医科歯科連携を円滑に運用し，口腔ケアや歯周病治療をきちんと行うことで，高齢者の病気の悪化や合併症の発生を予防することが可能になると思われる．

　歯科診療に携わる方々の地域包括ケアシステムへの積極的な関与を期待したい．

徳島大学病院長

永廣信治

用語解説

1. 地域包括支援センター
　地域住民の心身の健康の保持および生活の安全のために必要な援助を行う目的で，在宅医療および介護の向上，福祉の増進などを目指す包括的支援事業などを実施し，高齢者の住み慣れた地域での生活を支える中核機関である．介護保険法に基づき，市町村が設置主体となる．

2. 介護老人福祉施設（特別養護老人ホーム）
　身体上または精神上著しい障がいがあるために常時介護を必要とし，居宅での介護が困難な要介護者に対し，介護に関する日常生活上の世話，機能訓練，健康管理および療養上の世話を行う生活支援施設．やむをえない事情を除き新規入所者は要介護度3以上の高齢者に限定されている．

3. 介護老人保健施設
　要介護者に対し施設サービス計画に基づき看護，医学的管理のもとにおける介護および機能訓練，その他必要な医療ならびに日常生活上の世話を行うことを目的とし，入所者の日常生活に必要な身体機能などのリハビリテーションを行い家庭への復帰を目指す施設である．

4. 介護療養型医療施設・介護医療院
　「介護療養型医療施設」は急性疾患から回復期の状態にある長期療養患者で，常に医学的管理が必要な要介護者に対して医療ケアや看護，リハビリテーション，食事や排せつ介助などの介護サービスの提供を行う医療機関として機能してきた．しかし，介護保険法の改正により地域包括ケアシステム推進に向け，2018（平成30）年3月に廃止される．現在利用している患者の受け皿として，「介護医療院」の創設が予定されており，重度要介護者の生活の場や医療ケア，ターミナルケアにも対応する．

5. サービス付き高齢者向け住宅
　日常生活や介護に不安を抱く方が，介護が必要になっても住み慣れた地域で安心して暮らせるためにつくられた高齢者向け賃貸住宅として，民間事業者などが運営している．原則として60歳以上の高齢者，要介護認定や要支援認定を受けている60歳未満の方とその同居者を入居対象としていて，安否確認サービスと生活相談サービスが義務づけられており，バリアフリーになっているのが特徴である．その他の生活支援や食事，介護サービスの提供は施設によって異なる．

6. 地域ケア会議
　地域包括ケア実現に向け保健，医療，福祉，関係者などが情報共有し，地域のニーズや社会資源の整備状況を把握し，それぞれの地域から表出された課題を介護保険計画策定や年間の事業計画などに反映することで，高齢者が地域で住みやすい環境を実現させるための重要な会議である．

7. 生活支援
　高齢者において，家事や外出，友人知人との交流が困難になると，それを実現したいという生活上のニーズが生じる．それを解決するための介護保険サービスと，その他の市町村事業や地域の支え合い支援としてボランティア，NPO，民間企業，社会福祉法人，協同組合などの多様な事業主体が提供するサービスのことで，会食，配食，買物支援，移送，修理，見守りなどがある．

8. 介護予防
　高齢者が要介護状態等に至らないための予防および要介護状態の軽減や悪化の防止を目的として機能回復訓練，生活環境の調整，地域で生きがいや役割をもち生活できるような居場所と出番づくりなど，環境へのアプローチも含めた自立を支援する取り組みである．

9. ケアマネジメント（ケアプラン・主任ケアマネジャー）

指定居宅介護支援事業所の介護支援専門員（ケアマネジャー）が，要介護認定を受けた方の介護保険サービスの利用に必要なケアプランの作成，介護相談や手続き，サービス内容の調整などを行う専門技術．利用者の心身の状態や生活背景などを踏まえて行う介護支援サービスとして制度化されている．また，ケアマネジメントなどに関する高い専門知識や技術をもち，事例検討会や会議を開催し地域のケアマネジャーへの支援，新人ケアマネジャーの指導，育成，相談などを担うのが主任ケアマネジャーである．

10. フレイル・サルコペニア

「フレイル」の語源は「虚弱」を意味しており，加齢とともに運動機能や認知機能などが衰えている状態をいう．健康な状態と日常生活で何らかの支援が必要な要介護状態との中間的な段階である．体重減少，疲労感，身体活動性の低下，筋力低下，歩行速度の低下のうち3つが認められる状態である．「サルコペニア」とは加齢や疾患による筋肉量減少に加え，握力や下肢筋力など全身の筋力低下または，歩行速度の低下といった身体機能の低下のうち，いずれかを認める状態を示す．

11. オーラルフレイル

滑舌低下，食べこぼし，わずかなむせ，噛めない食品数の増加など口腔機能が軽度低下した状態をオーラルフレイルといい，明確な定義の確立や診断方法の開発が現在進行形で行われている．オーラルフレイルは，低栄養，運動障害などに移行する前段階であり，予防のためには口腔管理やリハビリテーションによる対策が重要である．

12. BPSD（認知症の行動・心理症状）

認知症の症状のうち，記憶障害などの中核症状に対比される周辺症状のよび方である．その症状は，患者の生活体験や介護環境，介護者との人間関係からくる心理的な状況が誘因となる．徘徊，妄想，異食，攻撃的になるなど介護者側からみた要介護者の状態や行動であるが，これらの症状は原因となっていることやきっかけを取り除くことで改善がみられる．

13. ターミナルケア・リビングウィル

治癒の可能性のない末期患者に対して身体的・心理的・社会的・宗教的側面を包括した医療や介護を行い，延命治療よりも身体的苦痛や死への恐怖を和らげ，残された人生を充実させることを重視し，患者と家族の両方をチームで支える終末医療を「ターミナルケア」という．

また，延命治療に対する自分の意思を事前に表明しておくことを「リビングウィル」といい，尊厳死と密接に関係する考え方である．尊厳死宣言や事前宣言書などといわれ，延命治療に関する内容以外に葬儀の方法，臓器提供の可否などもリビングウィルに含まれる．

14. 社会福祉士

何らかの障がいまたは環境上の理由により日常生活を営むのに支障がある人に対して福祉に関する相談に応じ，助言，指導，福祉サービスを提供すること，保健医療福祉の関係者との連絡調整その他の援助を行うことを業とする福祉の専門職（国家資格）である．地域包括支援センターにおいては権利擁護や総合相談業務を主に担当する．

15. 日常生活圏域

市町村において住民が日常生活を営んでいる地域として，地理的条件，人口，交通事情，その他の社会的条件を踏まえ設定される生活圏域をいう．圏域ごとの介護サービスの需給を見積もることにより，介護保険事業計画策定に役立つ．地域包括支援センターは日常生活圏域を考慮して設定され，多くは中学校区を基本単位とする．

16. ミールラウンド

介護保険施設において，入所者の食事の様子を多職種で観察することをいう．2015（平成27）年度の介護報酬改定の重点項目である「口腔・栄養管理への取組の充実」の一環として，従来の経口維持加算の算定要件に，経口維持計画作成のプロセスとしての多職種でのミールラウンドや会議

用語解説

などの実施が追加された．

17. 自助・互助・共助・公助

地域包括ケアシステムを支える担い手として考えられる4つの区分をいう．「自助」とはみずからの生活を自分で支えること，「互助」は地域の支え合いやボランティア活動などにより生活の場で互いを支えること，「共助」は介護保険や医療保険など社会保険制度を通じた支え合い，「公助」は公費を財源とした公的な福祉サービスなどをいう．

18. 社会福祉法人

社会福祉事業を行うことを目的として社会福祉法に基づいて設立されている法人である．社会福祉事業に支障がない限り，公益事業や収益事業を行うこともできるため，経営基盤の強化，福祉サービスの質の向上，経営の透明性の確保が強く求められる．一方で，税制上の優遇措置が受けられる．

19. NPO法人

特定非営利活動促進法に基づいて設立された法人であり，社会的ニーズについて，不特定多数かつ多数の者の利益に寄与することを目的とした活動（特定非営利活動）を行う団体である．特定非営利活動には「保健，医療または福祉の増進を図る活動」，「まちづくりの推進を図る活動」など20種類の分野が該当する．

20. 自立と自律

一般的に，「自立」は「自分のことは自分でできる」ことであり，「自律」は「自分のことは自分で決めることができる」ことをいう．ただし，福祉領域における「自立支援」には，「たとえ障がいがあったとしても自分の生活は自分で主体的に決定していく」というように「自律」を含めた広義の支援が含まれる．

21. フォーマルサポート・インフォーマルサポート

介護保険制度などの公的制度に基づき行われる支援を「フォーマルサポート」といい，近隣や友人，ボランティアグループやNPO法人など，公的制度に基づかない支援を「インフォーマルサポート」という．地域包括ケアシステムの推進にはインフォーマルサポートの拡充と，フォーマルサポートとの間の連携が重要とされている．

22. バリアフリー・ユニバーサルデザイン

障がい者や高齢者などが生活を送るうえで障壁になるものを除くことを主眼に置いた設計を「バリアフリー」という．これに対し，すべての人を対象とし，誰にとっても使いやすい設計手法を「ユニバーサルデザイン」という．バリアフリーの考え方は物理的な障壁に限らず，社会的，制度的，心理的な障壁に対しても適用される．

23. チームアプローチ

医療・介護・福祉などの現場で，おのおのの専門性をもつ多種多様なメンバーが，共通の目的，目標に向けて，役割を分担しつつも互いに連携，補完し合いながら対象となる課題に取り組むことをいう．チームアプローチの実践には，メンバー間で共通言語をもち，適切なコミュニケーションを図り，情報を共有することが重要である．

24. 傾聴・受容

「傾聴」とは，自分が聞きたいことを聞くのではなく，相手が話しやすい雰囲気をつくり，相手が話したいことを引き出せるように真摯な態度で聞くことをいう．「受容」とは，対象者がどんな状況に置かれていても，あるがままを受け入れることをいう．傾聴・受容はともに相談援助の基本的技法で，利用者との共感をもたらす．

25. 生活支援コーディネーター（地域支え合い推進員）

高齢者の生活支援・介護予防サービスの提供体制づくりのなかで，不足するサービスの創出，人材育成，高齢者の活動の場づくり（資源開発）や，関係者間の情報共有，サービス提供者の連携（ネットワーク構築）を推進する役割として，各地域に配置される人をいう．

26. 協議体

各地域において，生活支援コーディネーターと生活支援・介護予防サービスの提供者などが参加し，定期的に情報共有や連携強化を図る場（ネットワーク）として設置するものを協議体という．協議体の活動範囲には，市町村全域を対象とする第1層と，日常生活圏域を対象とする第2層がある．

27. 見守りネットワーク

一人暮らしの高齢者や障がい者が地域で安心して生活ができるよう，地域の住民，民間事業者，行政，専門機関が事前にネットワークを構築し，生活を見守り支援する活動をいう．住民や民間業者が日常生活や日常業務のなかで異変に気づいたときに専門機関に通報したり，定期的な安否確認の声かけ，専門職員の訪問，通報機器の設置など，個別の状況に応じて組み合わせて実施する．

28. ニーズ

個人または集団の生活状態が，社会が設定する目標や基準からみて乖離した状態にあり，回復・改善などを行う必要があると社会的に認められたものをニーズという．市場ニーズ（需要）と区別するために社会福祉ニーズや生活課題などと表現されることもある．社会福祉の支援において，サービス提供の前提としてニーズ確定がされる．ニーズには，本人や周囲の人が認知しているもの（顕在的ニーズ）や認知されていないもの（潜在的ニーズ）がある．

29. 社会資源

社会福祉ニーズ（生活課題）を充足するために必要な物資およびサービスをまとめて社会資源という．金銭やサービス（物質的資源），福祉に関する知識や情報（情報的資源），支援者（人的資源），制度（社会関係的資源）などがある．

30. コミュニティ

コミュニティには，地域，近隣，居住地などの空間的範囲（地域性）と同じ信条や関心を共有する人々の社会的共同生活（共同性）という2つの意味がある．現在，福祉分野でコミュニティを使用する場合には，2つの意味を含んだものを指している．加えて，コミュニティのなかで，高齢者問題，障がい者問題など特定の興味関心でつながる集団を福祉コミュニティという．

31. 住民参加

住民が地域の政治や行政に直接に参加し，その政策の形成や執行過程に影響力を行使することをいう．署名活動やロビー活動，住民投票（運動的参加），審議会や公聴会への参加（参画的参加），互助活動，地域美化活動など（活動的参加）の方法がある．

32. ケースワーク

ケースワークとは，生活課題を抱える個人や家族を対象に，社会福祉士などのソーシャルワーカーが個別の関わりを駆使しながら問題解決を図る対人援助の方法や技術をいう．個別的処遇，個別援助技術，個別援助方法などという場合もある．個人や家族が抱える問題を社会環境との関わりから捉え，利用者個々の状態に即した支援が行われる．

33. 高齢者虐待

養護者や施設介護従事者による高齢者に対する虐待行為を指す．虐待には外傷を生じるような暴行（身体的虐待），衰弱させるような減食や長時間の放置などの養護義務の放棄（介護放棄・ネグレクト），著しい暴言や拒絶的対応など心理的外傷を与える言動（心理的虐待），わいせつな行為をすることまたはさせること（性的虐待），財産の不当な処分や高齢者から不当に利益を得ること（経済的虐待）がある．

34. 孤立

老老介護，引きこもり，ワーキングプアなどの現代社会の問題には，その背後に家族や地域，企業とのつながりが希薄化し，喪失してしまっている「孤立」の問題が存在する．生活課題を抱えた人が孤立状態に置かれると，他者からの支援が絶たれ，解決の情報が得られず，社会制度へのアク

用語解説

セスができないまま問題が深刻化してしまうおそれがある．

35．権利擁護

認知症，知的障がいや精神障がいなどさまざまな理由で判断能力が十分ではなく，財産管理や福祉サービスの選択に困難を抱える人がいる．人は法律で定められた利益を主張し受け取ることが認められており，これを権利というが，権利が行使できない人に代わり第三者の代理人や機関が本人を支援する仕組みを権利擁護という．成年後見制度や日常生活自立支援事業として制度化されている．

36．自己決定（意思決定）

人は，問題への対応について自分自身で決める能力や権利をもつ．生きる局面のすべてにおいて，意思をもち，自分で決断し行為をすることを自己決定という．判断に困難を抱える人々を支援する際には，支援者は利用者の意思と力を尊重し，利用者自身で決定と行動ができるように援助することが必要とされる．

歯科がかかわる
地域包括ケアシステム入門　　ISBN978-4-263-44508-2

2017年9月10日　第1版第1刷発行

編者　市　川　哲　雄
　　　白　山　靖　彦
発行者　白　石　泰　夫
発行所　医歯薬出版株式会社
〒113-8612　東京都文京区本駒込1-7-10
TEL.（03）5395-7638（編集）・7630（販売）
FAX.（03）5395-7639（編集）・7633（販売）
http://www.ishiyaku.co.jp/
郵便振替番号 00190-5-13816

乱丁，落丁の際はお取り替えいたします　　印刷・木元省美堂／製本・愛千製本所
Ⓒ Ishiyaku Publishers, Inc., 2017. Printed in Japan

本書の複製権・翻訳権・翻案権・上映権・譲渡権・貸与権・公衆送信権（送信可能化権を含む）・口述権は，医歯薬出版㈱が保有します．
本書を無断で複製する行為（コピー，スキャン，デジタルデータ化など）は，「私的使用のための複製」などの著作権法上の限られた例外を除き禁じられています．また私的使用に該当する場合であっても，請負業者等の第三者に依頼し上記の行為を行うことは違法となります．

JCOPY ＜㈳出版者著作権管理機構 委託出版物＞
本書をコピーやスキャン等により複製される場合は，そのつど事前に㈳出版者著作権管理機構（電話 03-3513-6969，FAX 03-3513-6979，e-mail：info@jcopy.or.jp）の許諾を得てください．